临床眩晕诊断学

于新军　等◎主编

长江出版传媒　湖北科学技术出版社

图书在版编目（CIP）数据

临床眩晕诊断学／于新军等主编. -- 武汉：湖北
科学技术出版社，2022.7
ISBN 978-7-5706-2115-6

Ⅰ. ①临… Ⅱ. ①于… Ⅲ. ①眩晕-诊断学 Ⅳ.
①R764.34

中国版本图书馆CIP数据核字（2022）第122998号

责任编辑：许可　　　　　　　　　　　　　　　　封面设计：胡博

出版发行：湖北科学技术出版社　　　　　　　电话：027-87679426
地　　　址：武汉市雄楚大街268号　　　　　　邮编：430070
　　　　　（湖北出版文化城B座13-14层）
网　　　址：http://www.hbstp.com.cn

印　　　刷：山东道克图文快印有限公司　　　　　邮编：250000

787mm×1092mm　　1/16　　　　　　9.25印张　　208千字
2022年7月 第1版　　　　　　　　　2022年7月第1次印刷
　　　　　　　　　　　　　　　　　　定价：88.00 元

《临床眩晕诊断学》
编委会

前　言

　　眩晕是常见的临床症状、发病率较高。眩晕发作时病人产生恐惧心理,对病人有较大威胁,医生常常凭主观症状诊断,客观体征较少,且若明若暗,很难捕捉,给诊断、鉴别诊断带来很大的困难。40多年来各种前庭功能检查仪相继问世,基础研究成果颇多,大大提高了眩晕症诊断的准确性,但仍存在病理资料不足、疾病命名紊乱、诊断治疗标准不统一及发病机制不清等问题。鉴于此,我们编写了本书。

　　本书由耳鼻咽喉科、神经内科专家撰写,首先介绍了眩晕疾病的诊断思路,强调眩晕疾病的病史采集要点及重要性。然后系统阐述了眩晕症的病因、病理、临床表现和前庭功能检查技术,详细介绍了梅尼埃病及位置性、中枢性、外伤性、药物性、精神性眩晕的诊断、鉴别诊断与治疗方法,对运动病、前庭神经病变、迷路炎及伴眩晕的各种全身性疾病亦有详细介绍。本书内容丰富,语言简明扼要,实用性强,能反映当前眩晕医学的新进展,可供进修医师和实习医师参考。

　　由于编写经验、水平有限,书中难免存在不足之处,还请各位读者批评指正。

编　者

目　录

第一章 绪 论

第一节 眩晕疾病诊断概述

眩晕和头晕是常见的临床症状之一。近年来,越来越多的临床医师致力于眩晕相关疾病的临床与基础研究。众所周知,疾病的准确诊断是有效治疗的前提。由于前庭神经系统中前庭末梢感受器、前庭神经元及各级神经中枢结构与功能的复杂性,加之前庭神经系统与身体其他系统存在着广泛联系,使得眩晕相关疾病发病原因、发病机制及症状体征复杂,涉及临床多个学科,包括耳鼻咽喉科、神经内科、神经外科、精神科、骨科、眼科、老年医学科、中医科、内科等。外周前庭神经系统与中枢前庭神经通路的任何部位受到异常刺激、发生病理变化,患者即可表现为眩晕、头晕或者平衡失调。

眩晕相关疾病诊断的主要依据是病史与临床症状,详尽完整了解患者的病史与临床症状是准确诊断的前提。正确理解和定义前庭症状至关重要,也是专业交流的基础,因此,世界卫生组织(WHO)在第 11 版国际疾病分类(ICD-11)中首次增加前庭疾病国际分类(ICVD)。

一、眩晕相关疾病的症状

(一)眩晕与头晕

1. 眩晕

是因机体发生空间定位障碍而出现的一种运动性或者位置性错觉。这种错觉包括 2 层含义:一是没有自身运动时产生自身运动感觉;二是日常头动时产生与这种头部运动不同的、变形扭曲的自身运动感觉。运动错觉可以是旋转性运动错觉(旋转性眩晕)、线性运动错觉(晃动感、上下移动、跳跃感、滑动感)及相对于重力的静止性倾斜错觉(倾斜感、翻转感)等。

2. 头晕

非眩晕性头晕的定义是指空间定向能力受损或障碍的感觉,无运动的错觉或扭曲的感觉,即无或非旋转性的感觉。头晕是比眩晕更难把握的一类症状,患者往往难以用准确的词语描述,常常用头晕来描述除了疼痛以外的头部诸多不适感,此定义不用于涉及意识状态和认知状态的界定。

3. 眩晕与头晕

在临床实践中,眩晕与头晕并非泾渭分明的,在某一疾病的不同病程,两种症状可以相继存在或共存。例如,良性阵发性位置性眩晕(BPPV),在头位/体位发生与重力垂直线位置变化时多表现为眩晕,而在坐位、直立位水平转头时多发生头晕,在耳石复位成功后患者眩晕消失,却依然会残留不同程度的头晕症状;再有前庭神经炎、梅尼埃病(MD)等,急性发作期多表现为剧烈的旋转性眩晕,急性期过后眩晕症状逐渐消失,而转变为难以准确描述的非旋转性头晕。

(二)前庭-视觉症状

前庭-视觉症状是源自前庭病变或视觉、前庭相互作用产生的视觉症状,包括不真实的运动感、物体倾斜及因前庭功能(而非视觉)障碍/丧失而导致的视物变形(视物模糊)等。前庭-视觉症状包括振动幻视、视觉延迟、视觉倾斜和运动诱发性视物模糊。这些症状的产生均与前庭眼反射(VOR)功能异常有关,而且这些症状可以出现一个或同时出现几个。

1. 振动幻视

前庭-视觉症状中,最常在患者主诉中出现的症状是振动幻视,这是一种将静止物体感知为来回运动(前后或者上下)的异常感觉,双侧前庭功能低下的患者振动幻视发生率很高。这类患者的主诉是步行时不能清晰读出标识牌上的文字,但在头部静止不动时视觉是正常的,是可以看清楚的。这一症状通常是前庭、脑干或小脑受累的体征,偶尔也可见于眼肌麻痹或者视皮质的病变,最常见于双侧前庭病(BVP)。

2. 视觉延迟

指视觉环境中的物体落后于头部运动,或在头部运动之后出现物体短暂漂移的错觉。视觉延迟的感觉一般很短暂,多不超过 1～2s。视觉延迟是 VOR 系统功能异常的一种表现,正常的 VOR 系统功能使得头动与眼动有很好的协同性,当头部运动时,视觉环境中的物体移动速度与头动速度相等,几乎没有时间差。视觉延迟的存在,引发头部运动时视觉环境中的物体出现漂移,可进一步诱发患者的眩晕/头晕症状。

3. 视觉倾斜

是指视觉环境中的物体偏离垂直线的一种错误感觉,持续时间多为数秒至数分。有一种特殊的视觉倾斜,视觉环境中物体发生 90°或 180°偏斜的错觉,称为房间倒置错觉。由于视觉倾斜的存在,患者把垂直的物体看成向左侧或者右侧倾斜,此时这些患者会出现头位偏斜,以纠正视觉倾斜引发的错觉。外周前庭病变和延髓背外侧病变头位通常偏向患侧。

4. 运动诱发性视物模糊

是指在头部运动过程中或运动后出现短暂的视力下降。在头部运动时,VOR 有助于保持视网膜图像的稳定。因此,当 VOR 功能受损时,会出现运动中(运动后短时间内)视网膜图像不稳,从而导致瞬时视力下降。

(三)姿势症状

姿势症状是与维持姿势稳定相关的症状.主要发生在直立体位(坐、站、行走),不包括身体姿势相对于重力垂直线改变时(如由坐位变到卧位)出现的症状。姿势症状常无特定的方向性,除前庭系统外,许多其他系统的疾病也可以引起姿势症状。姿势症状包括 4 种类型:不稳、方向性倾倒、平衡相关的近乎跌倒、平衡相关的跌倒。

1. 不稳

多属于轻度姿势症状范畴,常无特定的方向性,指坐、立、行走时重心飘动的感觉,全身多种系统性疾病均可导致不稳。前庭疾病引发的不稳,在倚靠稳固物体时不稳症状会明显减轻,并且多伴有其他前庭症状,如眩晕、头晕、前庭-视觉症状等。

2. 方向性倾倒

是指坐、立或行走时,向特定的方向转向或跌倒的感觉。这种方向性指向前、后、左、右,当前庭疾病引发了方向性倾倒/转向时,其倾倒/转向侧多为前庭功能减弱侧。同样,前庭疾病引发的方向性倾倒,在倚靠稳固物体时症状会明显减轻甚至消失。

3. 平衡相关的近乎跌倒

是指患者存在比较强烈的不稳、方向性倾倒感,多数伴有其他前庭症状(如眩晕、头晕),而且这种将要跌倒(但未完全跌倒)的感觉常与其他前庭症状相关联(如前庭-视觉症状)。平衡相关的近乎跌倒常常因为迅速倚靠(手扶)周围稳固物体而未完全跌倒。

4. 平衡相关的跌倒

属于重度姿势症状范畴,指明显的不稳、方向性倾倒并发生完全跌倒,亦属于一般性跌倒,无特异性。这种跌倒与其他前庭症状(如眩晕、头晕、前庭-视觉症状)密切相关。一些非前庭因素(如滑倒、乏力、晕厥、惊厥发作或昏迷等)所导致的跌倒不归为平衡相关的跌倒。平衡相关的跌倒需要与晕厥相鉴别,晕厥往往来源于心血管疾病、中枢神经系统疾病,存在短暂的意识丧失,而平衡相关的跌倒不伴有意识丧失。"耳石危象"亦不归为平衡相关的跌倒。

二、眩晕相关疾病的体征

眩晕相关疾病的体征主要包括眼球震颤(简称眼震)、眼偏斜(OTR)。

(一)眼震

眼震是指发生在双眼眼球的一种不随意的节律性运动,典型的眼震由快、慢相组成。眼震的产生是由于前庭损伤引发眼球缓慢地向一个方向移动,这种眼球缓慢地位移即为眼震的慢相;当眼球移动到眼眶极限时,启动了中枢纠正功能,使得眼球快速返回,这种眼球快速返回至起始点的移动被称为眼震的快相。尽管眼震慢相与前庭疾病损害有关,但在临床实践中,由于眼震的快相便于观察,被描述为眼震方向。前庭病变会引起自发性眼震,所谓自发性眼震即没有任何刺激条件下观察到的眼震,眼震慢相向前庭系统张力相对降低侧(并非病侧),眼震快相向前庭系统张力相对增高侧。

(二)眼偏斜

OTR 体征由椭圆囊信息异常改变后引起,多源于耳石重力传导通路静态张力的失衡。OTR 体征包括:①头侧倾,向椭圆囊功能低下侧倾斜;②反向旋转,指与正常偏头时眼睛旋转方向相反,即患侧眼向外向下旋、健侧眼向内向上旋;③垂直反向偏斜,双眼在垂直方向呈相反方向运动,双侧眼球不在正中垂直线上;④主观垂直视觉偏移,双眼垂直线向患侧偏(SVV 异常)。OTR 四个体征中眼球垂直反向偏斜和头侧倾比较容易被观察到。

三、前庭综合征

ICVD 将前庭疾病分为三大类,即急性前庭综合征(AVS)、发作性前庭综合征(EVS)和慢性前庭综合征(CVS)。

(一)急性前庭综合征

急性前庭综合征是指一组多为单次、突然发生的前庭症状和体征的前庭疾病,持续数天至数周,可伴有新发的、持续的前庭功能障碍,也可伴有耳蜗或中枢神经系统异常的症状与体征,也可以指间断、复发性前庭疾病的首次发作。常见疾病包括前庭神经炎、突发性耳聋伴眩晕、脑卒中、头部外伤、急性迷路炎等。

(二)发作性前庭综合征

发作性前庭综合征是指表现为一过性、反复发生的前庭症状和体征的一组前庭疾病。发作可有或无任何诱因,多持续数秒、数分或数小时,少有持续数天。每次发作可伴有新发的、持续的前庭功能障碍,也可伴有耳蜗或中枢神经系统异常的症状与体征。常见疾病包括良性阵发性位置性眩晕、梅尼埃病、前庭性偏头痛(VM)、短暂性脑缺血发作(TIA)、前庭阵发症(VP)等。

(三)慢性前庭综合征

慢性前庭综合征是指一组在较长时间(数月至数年)内持续存在前庭症状和体征的前庭疾病,可存在持续的前庭功能障碍,常伴有姿势症状或振动幻视,可伴有耳蜗或者中枢神经系统功能障碍的症状与体征。慢性前庭综合征可以是急性或者发作性前庭综合征部分症状的迁延状态,如不及时诊治可有逐渐恶化的趋势,严重影响患者的生存质量。常见疾病包括双侧前庭病、小脑变性、持续性姿势-知觉性头晕(PPPD)等。

第二节　眩晕疾病病史采集

如前所述,前庭疾病的主要症状包括眩晕、头晕、前庭-视觉症状和姿势症状等,主要体征包括眼震、OTR等。前庭疾病包括急性前庭综合征、发作性前庭综合征和慢性前庭综合征,这些前庭综合征除前庭症状之外,亦可伴有耳蜗或者中枢神经系统功能障碍的症状,这些临床症状对前庭疾病的诊断起到非常重要的作用。完整和准确的病史采集、了解眩晕患者的临床症状,能够为前庭疾病的诊断和鉴别诊断提供非常重要的方向和依据,是明确诊断的关键点。眩晕疾病病史采集方式包括开放式与闭合式,病史采集要点包括主要症状及持续时间、发作次数、诱发因素、伴随症状等。

一、病史采集方式

开放式病史采集也称为开放式问诊,患者自由叙述,医生聆听记录。这种方式的优点是真实性好;缺点是患者常常抓不住重点,会缺失关键信息,而且费时。闭合式病史采集也称闭合式问诊,医生提出询问,患者有针对性叙述。这种方式的优点是医生可以根据患者的特征进行询问,省时且重点突出;缺点是如果问诊医生的经验与技巧欠缺,可能会导致信息偏倚。在闭合式病史采集时避免问"你躺下会晕吗",而是问"你什么情况下会晕";避免问"你感觉天旋地转吗",而是问"你感觉是天旋地转么? 是头昏沉沉的还是什么感觉",以减少患者直接回答"是"的机会。这两种问诊方式应结合使用,诊疗时间充足的可以以开放式为主,否则建议以闭合式为主。

二、眩晕疾病的主要症状及持续时间

这是病史采集最重要的一个环节。根据ICVD方法,将前庭症状分为4大类,即眩晕、头

晕、前庭-视觉症状、姿势症状,每个症状大类下面包含多个亚类(表 1-1)。

表 1-1 前庭症状国际分类目录

眩晕	头晕	前庭-视觉症状	姿势症状
自发性眩晕	自发性头晕	外在的眩晕	不稳
诱发性眩晕	诱发性头晕	振动幻视	方向性倾倒
位置性眩晕	位置性头晕	视觉延迟	平衡相关的近乎跌倒
头动性眩晕	头动性头晕	视觉倾斜	平衡相关的跌倒
视觉引发的眩晕	视觉引发的头晕	运动引发的视物模糊	
声音引发的眩晕	声音引发的头晕		
Valsalva 动作引发的眩晕	Valsalva 动作引发的头晕		
直立性眩晕	直立性头晕		
其他诱发性眩晕	其他诱发性头晕		

(一)眩晕

1. 眩晕症状

症状的询问对眩晕疾病诊断非常重要。眩晕症状可以是旋转性或非旋转性,由于受损部位与程度不同,使得患者的症状可以是旋转感,也可以是周围物体或自身摇晃、倾斜感。例如,半规管壶腹嵴功能受损多可引发病理性眼震,这种病理性眼震的出现使患者发生视物旋转的症状;如果损害发生在椭圆囊、球囊,导致耳石器功能障碍,患者可能没有病理性眼震,其主要症状也不是视物旋转而是自身或周围物体倾斜感、晃动感、漂浮感。如果 VOR 功能受损,患者常常会出现动态视力减退。尽管眩晕疾病的症状存在旋转与非旋转感的区别,但两者的共同点是动感,在这种状态下患者常常难以自如地完成肢体活动。询问"你觉得周围物体或者自己的身体在旋转、移动、漂浮吗?",眩晕患者多回答"是";再问"发作时你可以自如站立或者行走吗?"眩晕患者多回答"不能",并且多数情况下患者不敢睁眼。

2. 眩晕症状持续时间

关于眩晕症状持续时间的问诊,很多患者会将眩晕发作停止后存留不适感的时间描述为眩晕症状持续时间,这里说到的眩晕症状持续时间是指存在运动错觉的时间[感觉自身或周围景物旋转、移动,患者不敢动,不能坐、站,不敢睁眼,和(或)伴发恶心、呕吐、大汗的时间]。不同眩晕疾病的眩晕症状持续时间有别,根据眩晕症状持续时间可以初步判定相关疾病。

(1)数秒至数分钟:可能的前庭疾病有良性阵发性位置性眩晕、短暂脑缺血发作、前庭性偏头痛、前庭阵发症、前半规管裂(SSCD)、惊恐发作、外淋巴瘘等。

(2)数分钟至数小时:可能的前庭疾病有梅尼埃病、前庭性偏头痛、突发性耳聋伴眩晕、短暂脑缺血发作、代谢性疾病等。

(3)数小时至数天:可能的前庭疾病有前庭性偏头痛、前庭神经炎、突发性耳聋伴眩晕、脑卒中、迷路炎、头部外伤、多发性硬化等。

（4）数周至数月：可能的前庭疾病有持续性姿势-知觉性头晕、双侧前庭病、前庭神经系统退行性变、前庭破坏性治疗后遗症、全身系统性疾病等。

（二）头晕

1. 头晕症状

多提示空间定向能力受损或障碍，只是没有动感。病史中包括除了头痛以外的很多头部不适症状，如头部紧缩感、闷胀感、头昏眼花、头脑不清醒等，常常有患者形容头上好像戴个紧箍咒一样，往往难以用准确的词语描述。前面也提到，眩晕与头晕尽管是两种不同的疾病状态，但是两者可以伴随出现，或者相继出现，急性前庭损伤或者重症前庭损伤往往表现为眩晕，急性期过后或者轻度前庭损伤则可表现为头晕，相同疾病的不同时期眩晕与头晕症状可以互换。头晕状态下患者往往可以坐、立，半数左右患者可以行走。

2. 头晕症状持续时间

长短不一，可以是瞬时（如短暂性脑缺血发作、前庭性偏头痛等），也可以长达数月、数年（如双侧前庭病、持续性姿势-知觉性头晕等）。相对于眩晕症状而言，头晕症状持续时间略长。

（三）前庭-视觉症状

1. 前庭-视觉症状

尽管前庭-视觉症状包括振动幻视、视觉延迟、视觉倾斜和运动诱发性视物模糊，在病史采集过程中，振动幻视是患者容易表述并且比较有临床价值的症状。而视觉延迟最不容易表述，往往患者会说转头、转身时好像感觉周围景物晃一下。视觉倾斜可与头偏斜、方向性倾倒等症状并存。存在振动幻视的患者，最常见的表述是步行过程中不能看清周围的文字（视力下降），如广告牌、路边商家牌匾上的文字、图案；相同的文字在头静止不动时是可以看清楚的（视力正常）。

2. 前庭-视觉症状持续时间

可长达数月、数年（如双侧前庭病）。尽管每次发生视觉延迟的时间可能仅为 $1\sim2s$，振动幻视、运动诱发性视物模糊的持续时间与活动相关（活动状态下发生，静止状态下消失），但是患者可以在比较长的一段时期内反复发生。例如，患者的叙述最近一年时间里，走路时视力下降，看东西模糊不清。

（四）姿势症状

1. 姿势症状

需要注意的是姿势症状中的不稳、方向性倾倒、平衡相关的近乎跌倒、平衡相关的跌倒预示着前庭系统损伤程度的轻重。在姿势症状病史采集时，需要鉴别心脑血管疾病引发的晕厥、中枢神经系统损害引发的癫痫等。前庭疾病相关的姿势症状，常常伴有一种或几种其他前庭症状（眩晕、头晕、前庭-视觉症状），并且倚靠、手扶周围稳固物体时，姿势症状会明显减轻甚至消失；如果是晕厥、癫痫、昏迷等症状，则无法通过倚靠、手扶周围稳固物体缓解症状，这是问诊时需要非常注意的方面。

2. 姿势症状持续时间

在不同眩晕疾病中，姿势症状的持续时间差异性比较明显。例如，前庭神经炎在急性前庭症状消失之后,多存在不同程度的姿势症状,但是经过前庭康复训练(并不一定必须给予专业的个体化前庭康复训练)1~3个月,不稳、倾倒感会明显好转;而双侧前庭病患者的姿势症状,即使给予前庭康复训练,仍可持续数月甚至数年。因此了解姿势症状的持续时间,对前庭系统损伤的判定、眩晕疾病的诊断很有价值。

三、眩晕、头晕发作次数

了解眩晕、头晕发作次数对疾病诊断非常重要。前面提到,ICVD将眩晕疾病分为急性前庭综合征、发作性前庭综合征、慢性前庭综合征三大类,区分这三大类疾病的重要标准之一是眩晕发作次数。梅尼埃病诊断标准中明确要求眩晕发作2次以上、前庭性偏头痛诊断标准为反复发作5次以上、前庭阵发症的诊断标准为反复发作10次以上,可见眩晕发作次数对眩晕疾病诊断十分重要。眩晕发作次数的问诊需要技巧。

1. 首次发作的问诊

很多患者就诊时往往主动叙述本次发作的状况,忽视既往发作史。例如,某患者主诉为"眩晕3天",如果医生不追问,患者可能只叙述这3天的病情,真实情况是这名患者可能既往发生过数次、数十次眩晕。因此,要询问第一次发生眩晕的时间。

2. 发作次数的确认

有些疾病单次发作中也可能呈现时好时坏的特征。例如,良性阵发性位置性眩晕发生眩晕次数与体位/头位变化次数相关,实际上单次良性阵发性位置性眩晕发作期间内(几天/几周/几个月等)可能出现数次/数十次眩晕。梅尼埃病单次发作期多持续20min~12h,这期间可能出现一次或几次眩晕、恶心、呕吐,不可认为发作了数次。前庭性偏头痛一次发作症状可持续72h,在这个时间内患者翻身、坐起等均可能导致症状加重,并伴有恶心、呕吐,不能因此判定发作了数次。确认眩晕发作次数,需询问两个问题"至今共发作几次""每次发作期间有几次眩晕、恶心、呕吐"等。

四、眩晕疾病发作的诱因

眩晕、头晕是眩晕相关疾病的主要症状,了解其诱发因,对前庭疾病方向性诊断同样起到非常重要的作用。

(一)体位/头位变化

这种体位/头位的位置性变化是相对身体重力垂直线而言,如抬头、低头、卧倒、坐起等,并且体位/头位变化之前无明显眩晕、头晕症状。这里不包括急性前庭疾病发作期间无特异性活动诱发的症状加重。由体位/头位变化而诱发眩晕症状的疾病包括良性阵发性位置性眩晕、中枢性发作性位置性眩晕(PPV)、前庭性偏头痛、前庭阵发症,还有一种情况是卧位翻身或者转颈诱发的眩晕症状,可能是外半规管良性阵发性位置性眩晕、前庭性偏头痛、轻嵴顶综合征等。

(二)精神紧张与压力

精神紧张和压力增加往往可诱发前庭性偏头痛、梅尼埃病、持续性姿势-知觉性头晕等前庭疾病。由于精神紧张和生活工作压力增加往往并发睡眠障碍,而近年来的研究发现,睡眠障碍可诱发/加重梅尼埃病、前庭性偏头痛等前庭疾病的发生发展。在这部分病史采集时,需要给患者足够的安全感、信任感,否则难以获得真实的信息。

(三)视觉刺激

复杂的视觉环境(高亮度、斑斓色彩、景物移动)可诱发前庭症状,往往合并空间运动不适。有些患者完全不能看电影、看电视、看手机视频,还有些患者在逛超市、走斑马线或者看到迎面走来人群时,会导致眩晕、头晕发作。视觉刺激可诱发的前庭疾病包括持续性姿势-知觉性头晕、前庭性偏头痛等。

(四)食物与气味

特殊的、过量的食物可以诱发某些前庭疾病的发作。红酒、咖啡、巧克力、奶酪等可以诱发前庭性偏头痛,同时也可能诱发梅尼埃病;持续高盐饮食可以诱发梅尼埃病;特殊气味(汽油、香水等)可以诱发前庭性偏头痛。与其相反的是,适量饮酒可能一过性减轻持续性姿势-知觉性头晕患者的症状。

(五)其他因素

1. 强声或耳部加压

可诱发前半规管裂、迷路瘘管等患者的眩晕。

(1)强声:前庭毛细胞亦有声音感知功能,另外在强声刺激时镫骨肌反射性收缩,使镫骨足板移位刺激前庭窗,导致淋巴异常流动而引发相应症状。前半规管裂、迷路瘘管等患者多存在前庭重振现象[前庭肌源性诱发电位(VEMP)检查阈值下降],即使非高强度声刺激也可能发生眩晕症状,即 Tullio 现象。Tullio 现象是指强声刺激引发的、短暂的眩晕发作,伴有眼震、恶心、呕吐等症状、体征。除了上述疾病,梅尼埃病患者也可伴发 Tullio 现象。

(2)耳部加压:某些特殊情况下向外耳道加压可诱发眩晕发作。这种异常压力通过外耳道、鼓膜、中耳听骨传导,导致镫骨足板发生移位,当患者存在前半规管裂、迷路瘘管等(第三窗)病症时,异常压力将导致淋巴流向第三窗,而出现内淋巴的异常流动(甚至产生涡流),从而引发眩晕症状。患者可在用手指挖耳、潜水或乘飞机起降等情况下出现眩晕/头晕症状。

2. 睡眠障碍

包括熬夜、失眠、阻塞性呼吸睡眠暂停综合征(OSAS)。相关的研究表明,睡眠障碍可以导致梅尼埃病、前庭性偏头痛、持续性姿势-知觉性头晕等疾病的发生发作。

(1)熬夜:多数观点认为夜里 11 点(少数观点认为 0 点)之后入睡即为熬夜。长时间熬夜,白天正常起床工作导致睡眠不足。有研究认为,睡眠剥夺可以引发半规管、椭圆囊、球囊功能障碍,进而发生眩晕、头晕等。

(2)失眠:诱发眩晕/头晕,包括两种情况。一是失眠引发焦虑抑郁问题。目前普遍认为焦虑抑郁是引发眩晕/头晕的重要因素(精神性、心因性头晕),同时眩晕/头晕又是焦虑抑郁的诱因,因此失眠、焦虑抑郁、眩晕/头晕之间,呈现互为因果的关系。二是失眠患者缺乏高质量的深睡眠。深睡眠对于中枢神经系统清除其代谢废物十分重要,因此失眠患者中枢神经系统调控功能不足,可能诱发功能性头晕。近年来,越来越受关注的持续性姿势-知觉性头晕,很大程度与焦虑抑郁状态有关。

(3)OSAS:由于 OSAS 患者睡眠中频发呼吸暂停、低通气,引起机体低氧血症,导致内耳前庭末梢感受器、中枢前庭神经及核团等前庭神经系统功能障碍,引发头晕/眩晕症状。对于明确诊断为梅尼埃病、前庭性偏头痛等前庭疾病患者,如果合并 OSAS 会导致原有前庭疾病病情控制困难,表现为症状频繁发作、急性眩晕症状消失后仍残留头晕等不适症状。

3. 直立性体位变化

可诱发直立性低血压患者的眩晕/头晕,这些患者可由卧位变坐位或由坐位变站位时发生眩晕/头晕,其原因多与脑组织和(或)内耳低灌注有关。

4. 感染

常常是前庭神经炎的诱因,病毒感染可引发前庭神经的炎症反应,致使前庭神经传导通路功能异常,进而发生眩晕/头晕。值得说明的是,即使没有发现感染的证据,依然不能否认前庭神经炎,可能存在隐匿性感染(或潜伏感染再激活)。迷路炎引发的眩晕/头晕多与感染有关,多数患者伴有其他中耳炎症的症状与体征,影像学检查多有阳性发现。Hunt 综合征与单纯疱疹病毒感染有关,患者往往出现患耳耳周疼痛、疱疹,患侧周围性面瘫、听力下降、主观性耳鸣,这些患者的眩晕发作特征与前庭神经炎相似。值得注意的是,少数 Hunt 综合征患者无耳周疱疹。

四、眩晕疾病的伴随症状

眩晕疾病的伴随症状是指在眩晕发作前、发作中、发作后出现的除眩晕、头晕、前庭-视觉症状、姿势症状之外的一系列症状。至于发作前、发作后的时间限定,尚没有统一说法,鉴于突发性耳聋、急性脑梗死等病症多在 1 周内达到高峰,笔者建议将眩晕发作前后 1 周出现的新发症状作为眩晕疾病的伴发症状。由于前庭神经系统与身体其他系统存在着广泛联系,使眩晕疾病的伴随症状复杂多样,涉及临床多个学科。通过问诊了解伴随症状,对眩晕疾病的方向性诊断价值重大。

(一)耳蜗症状

耳蜗症状主要包括耳鸣、听力下降。多数外周性前庭系统疾病合并不同程度的耳蜗症状。值得注意的是,某些中枢神经系统疾病依然可以伴有耳蜗症状。例如,由于椎-基底动脉系统血供障碍,尤其是小脑前下动脉梗死引发的眩晕相关疾病,亦可伴随耳蜗症状。

1. 耳鸣

分为主观性耳鸣(没有外界声源、不被旁人察觉)和客观性耳鸣(可以被旁人察觉、节律性、脉动性)。与前庭疾病相关的主要是主观性耳鸣,尤其是眩晕发作前/发作中/发作后耳鸣出现或者加重,多考虑为外周性前庭疾病。突发性耳聋伴眩晕患者耳鸣可为首发症状;梅尼埃病患者耳鸣常常是眩晕发作的先兆,当耳鸣响度、主调频率发生变化时,或者耳鸣突然出现时,往往预示着眩晕发作的开始,及时给予合理的对症治疗可以快速控制病情,减少耳蜗损害的程度;前庭性偏头痛患者可伴发耳鸣,只是眩晕发作期无明显耳鸣特性变化;前庭神经炎、良性阵发性位置性眩晕一般不伴随耳鸣。

2. 听力下降

所有的眩晕患者均应该关注听力下降状况。前庭中枢、前庭末梢损害均可伴随听力下降。就中枢疾病而言,前面提到的椎-基底动脉系统血供障碍,特别是小脑前下动脉梗死时,常常发生听力下降。梅尼埃病患者早期的听力下降为波动性,即在眩晕发作期出现听力下降,眩晕好转则听力下降有所恢复,随着眩晕发作次数的增加,听力下降变为持续性、不可逆。关于听力下降病史采集需要注意的一点是,眩晕急性发作期间,患者往往因为眩晕、恶心、呕吐等症状而忽视听力下降的状况。可伴有听力下降的疾病包括梅尼埃病、前庭性偏头痛、前庭阵发症、突发性耳聋伴眩晕、迟发性膜迷路积水、迷路炎、前半规管裂、后循环缺血(PCI)等。

(二)视觉症状

视觉症状主要包括振动幻视、视物模糊、复视,还包括视觉先兆。

1. 振动幻视与视物模糊

属于前庭-视觉症状,严格意义讲不属于前庭疾病的伴随症状。由于很多眩晕患者不认为视觉症状与眩晕有关,常不会主动叙述。对于存在明显平衡失调的患者,尤其是怀疑双侧前庭病的患者,病史询问中需要关注振动幻视、视物模糊等。在临床实践中,会发现一些患者前庭功能检查提示双侧前庭功能低下,如果这些患者同时伴有明显的平衡失调、振动幻视,则可以诊断为双侧前庭病;但是如果这些患者没有上述伴随症状,则考虑为检查误差或者先天性前庭功能低下,建议一段时间后复查。振动幻视、视物模糊最常见于双侧慢性前庭病(特发性、耳毒性药物、创伤性手术等)。

2. 复视

是后循环缺血比较常见的症状之一。后循环缺血的常见症状包括头晕、复视、构音障碍、吞咽障碍、共济失调、跌倒发作。对于急性前庭综合征的患者,在眩晕疾病病史采集及床旁检查时,需要确定有无复视、眼肌麻痹等上述 6D 症状,通过体格检查确定有无 OTR 体征,并进一步结合影像学检查结果,以早期诊断脑干小脑等中枢病变。复视最常见于后循环缺血,也可见于脑干肿瘤、血管炎、脱髓鞘病变等。

3. 视觉先兆

主要包括眼前水波纹、闪金光、暗点、黑矇等,部分患者可以有短暂的单眼盲或者双眼的一侧视野偏盲。视觉先兆多是前庭性偏头痛的症状之一,尤其是对于无偏头痛病史、无头痛症状的可疑前庭性偏头痛患者,病史采集要重点询问视觉先兆的有无。

(三)神经系统症状

神经系统症状主要包括头痛、意识丧失、晕厥等。另外还有语言、肢体功能障碍,共济失调等症状。

1. 头痛

病史询问中要关注眩晕发作前/发作中是否伴发头痛。前庭性偏头痛患者 50% 的眩晕发作伴随头痛,或者既往有偏头痛病史,其头痛多为中重度(需要暂时停止工作),疼痛部位并非都为单侧头部,可以是双侧头部或者游走性,多为搏动性,经过休息头痛会有所缓解。对于急性前庭综合征患者伴发枕部剧烈头痛时,需要排除急性脑梗死。

2. 意识丧失

眩晕发作伴随意识丧失时,需要了解意识丧失的特征,不论是否有外周性前庭疾病,均需仔细询问中枢神经系统疾病、心血管系统疾病病史,并实施详细的辅助检查。

3. 晕厥

为短暂可逆性意识丧失,常见于直立性低血压、心律失常、心绞痛、主动脉狭窄、肺动脉高压、高血压脑病、血管迷走性晕厥等。

4. 语言、肢体功能障碍

肢体功能障碍一般是指肢体运动不受思维控制，或受思维控制但不能完全按照思维控制去行动。例如，脑卒中患者的肢体不能受意识支配，帕金森病患者的肢体不受思维意识控制而出现自然的摆动，在思维控制运动时不能很好地完成自主性运动。

语言功能障碍主要包括构音障碍和失语。构音障碍是指由于完成言语表达所涉及的组织结构损害或功能失调所造成的言语表达障碍。构音障碍的特点是构音运动功能（把脑内言语变成声音、组成言语的运动功能）障碍。因此它并不包括词意或言语的正确理解及运用的障碍，而只是表现为口语的声音形成困难。失语是指参与脑内言语形成的相关结构损害或功能失调造成的严重语言功能障碍。失语与听觉障碍、言语肌的瘫痪或其他运动障碍无关，这些正是失语与构音障碍的区别所在。

5. 共济失调

是指在肌力没有减退的情况下，肢体运动协调性不良，出现不稳、不协调的临床表现。共济失调的症状起因主要包括：小脑功能损害、深感觉障碍、外伤及前庭功能损害。一般急性起病，呈发作性共济失调，为前庭系统病变及眩晕性癫痫的可能性较大；起病较急、短时间内恶化、经治疗后很快好转者则以急性小脑病变、中枢神经系统炎症及脑外伤多见；起病较急，并且迅速恶化者，有时可危及生命的则以脑血管病、脑外伤多见，尤其是小脑出血。

第三节 眩晕疾病诊断流程

一、眩晕疾病诊断要点

眩晕疾病诊断主要包括病史采集、床旁检查、实验室检查。病史采集是眩晕疾病诊断的风向标，尤其是在实验室检查无法解释其临床症状时，需要重新询问病史。床旁检查对病史采集起到很好的补充作用，并且根据床旁检查结果，可以比较准确地选择实验室检查项目。有些前庭疾病即使不进行前庭功能实验室检查仍然可以做出准确的诊断。例如，发病率比较高的良性阵发性位置性眩晕，可以通过准确的病史询问、规范的床旁变位试验做出诊断，并给予相应的治疗；对于突发性耳聋伴眩晕，通过病史采集、音叉试验、床旁摇头眼震检查、床旁甩头检查基本可以做出诊断，只是需要进行听功能检查以准确了解听力损失类型与程度。实验室检查包括听功能检查、前庭功能检查、影像学检查、血液系统检查等，在完整的病史采集、规范的床旁检查基础上，有针对性地进行实验室检查，并将实验室检查结果与床旁检查、病史特征相结合，对眩晕疾病进行精准诊断。需要注意的一个问题是，在眩晕疾病诊断时，鉴别诊断十分重要，在各种眩晕疾病诊疗指南中多次提到"除外其他前庭疾病"或者"不能用其他前庭疾病更好地解释"等。

二、眩晕疾病诊断流程

1. 病史采集及体格检查

完整及准确的病史采集结合规范的床旁检查，是比较准确诊断眩晕疾病的前提，建议加强病史采集及床旁检查的基本功训练,避免没有针对性地进行实验室检查。另外,由于前庭功能实验室检查结果的敏感性、特异性问题,使得相同疾病可呈现不同的检查结果。因此在某些眩晕疾病诊断中,病史采集与床旁检查的权重可能高于前庭功能实验室检查,如前庭性偏头痛、良性阵发性位置性眩晕。

2. 非特异性头晕

如前所述,眩晕、头晕、前庭-视觉症状及姿势症状是前庭疾病的主要症状。另外,有一些患者会叙述头晕,这种头晕缺乏特点、无规律、很少伴有其他前庭疾病的症状,对于这些患者首先需要了解全身状态、生命体征,如发现血压、心率等异常,需及时进行详细检查,除外脱水、低血容量、心律失常、重症感染及败血症等。前庭系统疾病引发的头晕多与头位、体位变化或者躯体活动相关,安静状态下头晕症状有不同程度减轻。

3. 伴随神经系统症状/体征

与眩晕疾病相关的中枢神经系统功能障碍,主要是后循环障碍引发的脑卒中而引起的一过性缺血,引发的神经系统临床症状/体征主要包括眩晕、复视(眼肌麻痹)、构音障碍、吞咽障碍、共济失调、跌倒发作等,体征还包括凝视性眼震(凝视变向眼震)、摇头眼震检查引出的垂直眼震。

4. 耳科专科检查

包括耳镜检查、听功能检查、前庭功能检查,还包括颞骨高分辨率 CT(HRCT)、内耳钆造影磁共振成像检查等。耳镜检查主要了解外耳道(炎症、异物等)、鼓膜状况(充血、穿孔、鼓室积液等),外耳道与鼓膜异常状况将影响听功能检查、前庭功能检查结果。听觉功能检查包括纯音测听、耳声发射、脑干诱发电位、耳蜗电图等,很多眩晕疾病诊断离不开听功能检查,如梅尼埃病、突发性耳聋伴眩晕,前庭神经炎的鉴别诊断同样离不开听功能检查。前庭功能检查包括半规管壶腹嵴功能检查[温度试验、旋转试验、视频头脉冲试验(vHIT)、前庭自旋转试验(VAT)]、前庭耳石器功能检查[VEMP、主观视觉垂直线(SVV)、主观视觉水平线(SVH)],前庭功能检查对眩晕疾病的定位、定量诊断起到十分重要的作用。颞骨 HRCT 检查对于某些中耳疾病(中耳胆脂瘤、中耳炎等)、内耳疾病(前半规管裂、迷路瘘管、迷路炎、大前庭导水管综合征等)的诊断不可缺少。内耳钆造影 MRI 检查可以定性、定位、定量诊断内耳内淋巴积水的状况。

5. 颅脑 CT/MRI 检查

可以协助诊断可引发眩晕的中枢神经系统疾病,尤其是不伴中枢神经系统症状与体征而表现为孤立性眩晕的中枢神经系统疾病。VA-TIA 与脑干型偏头痛在影像学检查多无阳性。脑肿瘤、脑梗死及脱髓鞘疾病在影像学检查可发现特征性异常影像。值得强调的是,某些中枢源性急性前庭综合征患者早期可能无异常影像,病情需要的情况下可以重复检查,以防漏诊、误诊。笔者曾经历一例 72 岁女性患者,既往为发作性前庭综合征,本次发作时急诊神经内科查体无阳性体征,头部 CT、MRI 检查均未见异常,36h 后由于眩晕缓解不明显,并出现步态异常,再次行头部 MRI 结合 DWI 扫描,结果发现左侧小脑大面积梗死。

第二章　前庭器的进化、胚胎发育、解剖及超微结构

一、前庭器的进化

前庭器的进化与动物生活方式、生活环境有关,由低等动物进化为高等动物的过程中,为适应生存,感觉器官由简单到复杂。无脊椎动物无感觉器官,借皮肤感受外界刺激。原生动物没有平衡感受器,腔肠动物中如在水中漂浮的水母已开始有含钙质平衡石的囊状物;节肢动物已有头、胸、腹之分,头部有平衡器及司触觉的刚毛,每一刚毛基部有神经末梢与脑相连,在刚毛丛中有沙粒,具有平衡作用。脊椎动物的听觉平衡器官是耳,最初只有平衡作用,听觉是后来发展起来的,以内耳为主,中耳在两栖类才开始出现,外耳到哺乳类动物才发育完成。脊椎动物的内耳发育过程是先由后脑两侧的皮肤增厚,陷入呈囊状后与皮肤的联系被隔断,形成泡状的囊器,称为听泡,其中含有内淋巴液,周围结缔组织演变为软骨,称为耳蜗软骨,听泡以不等速度生长,演变为椭圆囊、球囊,椭圆囊分化出三个半规管;鱼类的球囊生出一小突起称听壶,哺乳动物形成蜗管且卷成螺旋形。内耳的结构与侧线极相似,故有学者认为内耳来自鱼类侧线系统。在动物的进化过程中,前庭系统先于听觉系统,低等动物前庭器比高等动物大,感受器多于人类,是低等动物维持生命不可缺少的器官。

二、前庭器的胚胎发生学

(一)膜迷路的发生

膜迷路原基是耳结构中最早出现的部分。

1. 听泡的发育

听泡是膜迷路的原基,来源于外胚层,于胚胎第3周头臀长2.4mm,胚胎后脑两侧表面的外胚层各出现一个对称增厚区,称听板,第4周听板向中胚层组织内陷,称听窝,至4周半(6.7mm),听窝开口闭合与外胚层完全脱离,形成椭圆形听泡。听泡在中胚层间质内向背腹侧发展形成3个皱襞,第一皱襞从听泡的内侧壁垂直下陷,使其内侧分出一个很长的内淋巴管,其末端较宽为内淋巴囊原基;第二皱襞发生在第一皱襞形成之后,位于听泡的内侧壁,呈水平向,从内淋巴管开口下方开始内陷;第三皱襞位于听泡的外侧壁,亦呈水平向,内陷的方向在第一和第二皱襞之间。当3个内陷的尖端互相接近时,听泡形成一"Y"形管腔,被分成背侧椭圆囊、腹侧球囊。于胚胎第5~6周时它的腹侧伸出一个小突起,为蜗管的原基,蜗管自球囊伸出后,两者之间的管道开始变细,10~11周时成为一极细小管称连合管,此时蜗管已完成2.5~2.75圈。在发育过程中,耳蜗形成较迟,鱼类等低等动物的内耳仅有前庭无耳蜗部,就种族发生学而言,耳蜗是迷路的后起部分。听泡发育时,泡壁上分出一堆细胞,和来自神经的另一些细胞形成前庭-听神经节,以后,此神经节分化为耳蜗神经节和前庭神经节,各自的神经纤维分别分布在前庭和耳蜗终器。

2. 半规管的发生

三个半规管的发生约在胚胎的第 5 周,当椭圆囊、球囊尚未分开时椭圆囊的上外侧产生三个拱状凸起,胚胎 7 周半时半规管基本形成,直到胚胎中期(21～25 周),三个半规管发展到成人的形状与大小。三个半规管并非同时发生,前半规管发育最早,次为后半规管,外半规管最后发育完成。

3. 内淋巴管系统的发生

在第一皱襞不断深陷时,内淋巴管继续向上伸展,穿过胚胎期的软骨迷路(以后变为骨迷路),它所穿过的小管称前庭小管。内淋巴管穿过骨迷路前已部分开始膨大,形成内淋巴管的窦部,经前庭水管时管腔变窄称峡部,此后内淋巴管的终末端再次膨大成内淋巴囊,其一半在前庭水管的骨质内,此处表皮有许多皱襞,故称皱褶部,其中含有大量小血管及结缔组织;囊的另一半位于颅后窝两层脑膜之间,囊壁光滑,称平滑部,即内淋巴管的终末端,出生后颅后窝继续扩大,包着内淋巴囊处脑膜向下方移位,乙状窦与内淋巴囊保持密切的毗邻关系,两者之间有血管联系,前庭静脉伴内淋巴管汇于侧窦。内淋巴管的一系列管道统称内淋巴系统,为听泡附件中发育最早部分,出生后 3～4 年仍继续发育,亦有报道至青春期仍可继续发育,它具有吸收内淋巴液、吞噬代谢产物等重要作用。而迷路的其他部分在胚胎中期已发育到成年期的形状和大小。

4. 位觉斑的发生

在椭圆囊和球囊中,各自分化出一个垫状增厚区,为早期位觉斑,7 周半时有神经纤维分别进入椭圆囊和球囊壁增厚区,8 周时表面有原始假复层上皮,但毛细胞、支持细胞尚很紊乱,密集成堆,至 16 周时位觉斑已大部分完成,可见已分化的毛细胞和支持细胞,22 周时囊斑的毛细胞、支持细胞已与成人相同,毛细胞之纤毛呈弯曲状,向上伸入耳石膜胶质内,膜中有不少粒状碳酸钙结晶,称耳石或称位觉砂。

5. 壶腹嵴的发生

胚胎 8 周时壶腹嵴呈小丘状突出于壶腹中,前庭神经向 3 个壶腹中各伸出一末梢支即壶腹神经,其与壶腹壁结合处的上皮高度分化,形成一嵴状皱褶,称壶腹嵴,表层为感觉上皮,嵴的顶部有胶状物,称嵴顶。壶腹周围尚无外淋巴间隙及软骨迷路,至 10～11 周嵴表面的上皮已形成假复层形态,16 周时纤毛从毛细胞顶部表皮板生长.20 周的胚胎壶腹嵴感觉上皮及嵴顶的外形几乎与成人相似,而外淋巴间隙尚未发育成熟为网状结构,壶腹嵴底部出现骨化中心,到 23 周壶腹嵴的结构及大小,与成人相仿。

初步形成的膜迷路,埋藏于中胚层的间充质中,随着胚龄的增长,间充质逐步分化成外淋巴间隙及由前软骨变为软骨迷路,后骨化成骨迷路,膜迷路悬挂在骨迷路内,两者之间为外淋巴间隙。

(二)外淋巴间隙的发生

外淋巴间隙位于膜迷路与骨迷路之间,发源于中胚层的间充质。胚胎早期包围听泡的中胚层间充质异常疏松,到 7 周时变为前软骨,7～8 周时其外侧变成真性软骨为骨迷路始基,9 周半时前软骨区的细胞变得致密。紧靠膜迷路上皮者为数层梭形细胞,其中杂有纤维,此即早期外淋巴间隙,11 周时外淋巴间隙疏松结缔组织空泡化。靠近膜迷路有数层比较密集的结缔组织,是将来的固有膜。在疏松结缔组织的外周,靠近真性软骨区,有数层致密的结缔组织,与外周的软骨迷路有明显界限,为将来的内骨衣层。位于内骨衣层与固有膜之间的网状结构进一步空泡化形成大小不等的空隙,其中网状结构继续被吸收,至成熟后外淋巴间隙仅留少许结缔组织索条。至 16 周,外淋巴间隙已充分发育,但尚未成熟,其组织已明显分为三层,即固有膜、内骨衣层及两者之间的网状结构层。外淋巴间隙最早发育的是在前庭相当球囊与镫骨足板之间,称前庭池,而半规管周围的外淋巴间隙发育较迟,最后融成充满外淋巴的腔隙,外淋巴间隙有四个延伸部位进入骨迷路,即前庭水管、蜗水管、窗前裂及窗后窝。

(三)骨迷路的发生

骨迷路的发育经历了间充质和软骨两个阶段,骨迷路的形状随膜迷路发育的形态变化而改变,软骨迷路骨化前已达成人大小。一旦骨化开始内耳结构即停止生长,16 周时在蜗窗周围出现第一个骨化点,当半规管在胚胎 21～25 周停止生长时,最后一个骨化中心在半规管周围出现,全部共 14 个骨化中心。骨化一旦开始即迅速进行,到 23 周,除外半规管上一个区域、前庭窗及窗前裂一条狭窄软骨外,骨化均已完成。骨化后的迷路壁分为 3 层,外层称骨外膜骨、中层为软骨内成骨层、内层为骨内膜骨。骨迷路中较薄的骨内膜骨和较厚的软骨内成骨层一旦形成,终身不变,此两层骨修补能力均差,骨折时除纤维性接合外无骨性愈合,故内耳开窗后能长期保留窗口,以利传声,而骨外膜骨开始较薄,以后迅速增厚,可继续增厚至成年。

三、前庭器的解剖与组织学超微结构

内耳又称迷路,居颞骨岩部之内,包括司听觉的听器及司平衡觉的前庭器官。从组织学看,内耳又分为骨迷路和位于其内的膜迷路,两者之间的空隙为外淋巴间隙,充满外淋巴液,膜迷路内充满内淋巴液。

(一)骨迷路

骨迷路包括前庭、半规管和耳蜗三个部分,骨壁厚 2～3mm,组织学上分为 3 层:外层为较薄的骨外膜骨,白色,质坚似象牙;中层较厚为软骨内成骨,为软骨骨化的骨质层,骨质中尚有软骨细胞残留,呈微黄色点状;内层为极薄的骨内膜骨层,呈淡青色。无血管分布,新生儿骨迷路与成人大小相同,包括前庭、半规管和耳蜗。

1. 前庭

为不规则椭圆形空腔,约 6mm×5mm×3mm,位于半规管和耳蜗之间,前下部较狭窄,与耳蜗前庭阶相通,后上部略宽,有半规管 5 个开口,内壁正对内耳道形成内耳道底,内壁有自前上向后下的斜形骨嵴名前庭嵴,嵴的后上方为椭圆囊隐窝,容纳椭圆囊,窝壁有数小孔称上筛斑;前下为球囊隐窝容纳球囊,窝壁有数个小孔称中筛斑,前庭嵴后下端呈分叉状,其间有小窝名蜗隐窝,蜗隐窝与后半规管壶腹间的有孔区称为下筛斑(壶腹筛区),有支配前庭端蜗管的蜗神经通过,椭圆囊隐窝后下有一小孔,即前庭水管内口。直通颞骨岩部后面称前庭水管,管的大小与颞骨气化程度有关。前庭外侧壁为鼓室内壁,前庭窗、圆窗位于此壁。

2. 半规管

3 个半规管位于前庭的后上方,约成 2/3 环形骨管,依其在空间的位置称外(水平)、前(垂直)、后(垂直)半规管,外半规管长 12～15mm,前半规管长 15～20mm,后半规管最长(18～22mm)。半规管管径相等(0.8～1mm),3 个半规管互相垂直。每一个半规管的一端膨大成壶腹,内径为管腔的 2 倍(1.6～2mm)。各半规管与岩部关系,当头垂直位时,双侧外半规管与地面成 30°;前半规管平面与岩部长轴垂直,位于弓状隆起之下;后半规管与岩部长轴平行。前和外半规管的壶腹端在前庭上方,后半规管壶腹端开口在前庭后下方,前和后半规管单脚连合成总脚,长约 4mm,开口于前庭内壁中部,外半规管单脚开口于总脚下方,3 个半规管由 5 孔与前庭相通。

3. 耳蜗

形似蜗牛壳,以蜗轴为中心,自底向顶盘绕两周半,从尖到底高 5mm,底部最宽直径约 9mm,蜗顶朝向外方,蜗底向内后方。

(二)膜迷路

膜迷路位于骨迷路内,是膜质的管腔系统,膜迷路内面覆有来自外胚叶的单层上皮,纤维壁为复层结缔组织,由细胞间质和成纤维细胞组成;形态与骨迷路相似,借细小网状纤维悬浮在外淋巴液中,自成一密闭系统,称内淋巴系统,膜迷路分为椭圆囊、球囊、半规管及耳蜗,各部也相互沟通,并包括司平衡和听觉的感觉器官,即位觉斑、壶腹嵴、耳蜗和内淋巴囊。

1. 位觉斑

包括椭圆囊斑和球囊斑,椭圆囊斑呈椭圆形,占据前庭的后上部,借结缔组织、微血管和前庭神经椭圆囊支附着于椭圆隐窝内,后壁与三个半规管相通,前壁内侧有椭圆囊、球囊管,连接球囊与内淋巴管,底有贝壳形较厚的感觉上皮区即椭圆囊斑,3.5～4.5mm²,其弯曲度很大,以致占有底与前壁两个平面,其与颅底平面一致。球囊斑较小,面积约 2.2mm²,位于前庭之前内下方,球囊斑为镰刀形,呈盆样凹陷,近垂直位,借纤维组织、微血管和前庭神经球囊支附着于球囊隐窝中。两个囊斑互相垂直,球囊下端经联合管与蜗管相通。

2. 半规管

3 个膜半规管悬附于相应骨半规管的外侧壁,3 个膨大的膜壶腹、一单脚和一总脚共 5 个开口与椭圆囊相通,膜半规管仅占骨半规管间隙的 1/4,但膜壶腹几乎充满骨壶腹的空间,膜半规管约为圆周的 2/3 圈,膜半规管厚约 5μm,壶腹嵴处厚达 30～40μm,管直径 0.75～0.9mm。每个膜半规管内有一块特殊的嵴状上皮组织称壶腹嵴,由毛细胞和支持细胞组成,毛细胞纤毛上胶状物称嵴顶,其结构与耳石膜相同,将管侧与椭圆囊侧完全隔开,故嵴顶两侧压力改变可引起嵴顶偏斜,对毛细胞产生位觉刺激。

3. 内淋巴管和囊

内淋巴管位于前庭和内淋巴囊之间,呈"Y"形,与椭圆囊及球囊相通,称为椭圆囊和球囊管,椭圆囊与内淋巴管相接处形成一上皮皱褶,称为椭圆囊内淋巴管瓣膜(Bast 瓣膜),由囊的后壁向前外方伸出,瓣膜的游离缘与椭圆囊前壁之间的缝隙即为椭圆囊管。缝隙的大小决定椭圆囊管的长短,瓣膜来源于听泡第一皱襞,此瓣膜并不具备神经纤维,其确切功能尚不清楚,Bast 发现刺破蜗管放出内淋巴液后蜗管及球囊萎陷,而椭圆囊内压力正常,认为其有关闭椭圆囊,防止 3 个半规管及椭圆囊内淋巴液外溢,以维持前庭的生理功能。内淋巴管起始端膨大称内淋巴窦,进入前庭水管后管腔变窄称峡部。内淋巴管终末端膨大部分为内淋巴囊,内淋巴囊之一半位于前庭水管内,囊壁不光滑,表面有皱褶,称皱褶部,另一半位于后半规管下近乙状窦之两层硬脑膜之间,囊壁光滑,称平滑部,上皮较厚,血管少,囊周围为疏松结缔组织所包绕,含丰富血管。内淋巴囊形态上分近侧、中间、远侧三部。内淋巴囊内壁上皮分为 2 型,Ⅰ型细胞构成中间部的主要部分占 80%,其直径 7～10μm,有很多绒毛突入囊腔内,Ⅰ型细胞有再吸收作用;Ⅱ型细胞较少(约 20%),此型细胞较少绒毛,胞质内有大量消化小泡、脂滴、多泡小体和吞噬细胞,主要功能是吞噬内淋巴代谢产物与细胞碎片。内淋巴囊的主要血供来源于脑膜后动脉,小部分来源于前庭后动脉。

(三)前庭感觉上皮细胞的超微结构

膜迷路中有 5 处具有感觉上皮,即 2 个囊斑、3 个壶腹嵴。

1. 椭圆囊斑与球囊斑

结构相同,由感觉毛细胞与支持细胞组成,毛细胞将加速度刺激的机械能转换为生物电能,分Ⅰ、Ⅱ型毛细胞。Ⅰ型毛细胞的基底较宽,呈烧瓶状,被杯状向心神经末梢即神经盏所包围;Ⅱ型毛细胞基底部小,与向心和离心神经末梢直接形成突触,毛细胞被支持细胞固定。每个毛细胞表面有 60～110 根静纤毛和一根动纤毛。静纤毛根部埋在感觉细胞表面的表皮板中,动纤毛根部无表皮板附着在基底体。毛细胞上覆盖胶质耳石膜,耳石膜表面是位觉砂,其直径 0.5～30μm,比重 2.71,位觉砂主要成分是碳酸钙结晶,与毛细胞接近的一层是胶质膜,主要成分是黏多糖,耳石膜因含位觉砂而使其质量增加。耳石膜有在毛细胞之纤毛上施加压力的功能。囊斑的Ⅰ型细胞层密集部分排列与微纹有关。微纹是一条略高起的曲线,穿过囊斑的中心,将囊斑分为两个区,两个囊斑微纹两侧的动纤毛方向相反,椭圆囊斑的动纤毛向着微纹侧,球囊斑的动纤毛背离微纹。

2. 壶腹嵴

半规管膨大端称壶腹,包括神经上皮即壶腹嵴,由毛细胞和支持细胞组成,呈马鞍形,该形能以最小的表面容纳最多的神经上皮细胞;上部结构称嵴顶,为黏多糖形成的胶状物质,感觉细胞的纤毛突入到嵴顶,形成终帽,从嵴顶到壶腹对壁形成封闭的隔,终帽内无细胞无耳石,其比重与内淋巴相同(1.003),故可随内淋巴液移动,壶腹嵴中央Ⅰ型毛细胞较多,周围Ⅱ型毛细胞较多,外半规管之动纤毛近椭圆囊侧,而前、后半规管壶腹嵴动纤毛与之相反在管侧。当内淋巴液流向动纤毛侧,纤毛向动纤毛侧弯曲,毛细胞放电率增加呈兴奋状态;向静纤毛侧流动放电率减少呈抑制状态,信息即可从感受器传至中枢神经系统。毛细胞的基部还有轴突,这些轴突则向毛细胞供给营养。

四、迷路的供血

迷路供血来自迷路动脉,又称内听动脉,该动脉来自椎-基底动脉之前下小脑动脉,少数来自基底或椎动脉,该动脉进入内听道后分为前庭前动脉和耳蜗总动脉两支,前庭前动脉供血于前、外半规管及两个囊斑上部,其供血不足只引起前庭症状。耳蜗总动脉又分前庭耳蜗动脉和螺旋蜗轴动脉,前庭耳蜗动脉再分出前庭后动脉供养后半规管、球囊及椭圆囊下部。半规管还接受耳后动脉之茎乳动脉的分支,属终末支,供血甚微。

静脉回流:前庭水管静脉汇集半规管和一部分椭圆囊血液,注入岩上窦;蜗小管静脉汇集耳蜗底周、球囊、椭圆囊部分血液,注入岩下窦,最后入颈内静脉。

五、前庭神经传导路径

(一)前庭神经

前庭神经和前庭神经节(Scarpa 节)位于内听道,Scarpa 节为第一级神经元,其细胞的远心纤维即树突,分上、下两支,穿过内耳道底前庭上区上支进入椭圆囊斑、球囊斑前上部及前、外半规管壶腹嵴;下支经内耳道底前庭下区进入分布于球囊斑大部,另一支即单孔神经经内耳道底单孔分布于后半规管。节细胞的向心纤维组成前庭神经进入脑干,在绳状体和三叉神经脊髓束中间伸向背侧,行经到第四脑室底外侧部,多数神经纤维终止于 4 个前庭神经核,少数不经前庭核直接进入网状结构和同侧小脑蚓部和绒球,称前庭小脑束。

(二)前庭神经核

前庭神经核为第二级神经元,是主要的中继站,通过传入和传出神经纤维与其他神经相联系,该核是脑神经中最大的神经核,解剖及功能都很复杂,位于延髓和脑桥交界之侧块区,有外、上、内、下四个核和一些小细胞群,前庭神经间质核有 X、Y、Z 和 F 群。

1. 内侧前庭神经核(Schwalbe 核,MVN)

占前庭区的大部,接收 3 个半规管及椭圆囊来的神经纤维,所发出纤维越过中线后参加对侧内侧纵束(MLF),再分升支、下降支,升支与同侧展神经核对侧动眼神经核、滑车神经核联系,引起眼球反射性运动即眼震慢相;下行纤维与迷走神经运动背核、分泌核及其他自主神经核团相联系。

2. 外侧前庭核(Deiters 核,LVN)

由大型多极细胞组成,位于第四脑室底延髓外侧部,一般不接收初级前庭传入神经纤维,只有腹侧接收少量椭圆囊斑的神经纤维,也接收额顶叶来的纤维,除有纤维越过中线参与对侧内侧纵束外,主要发出前庭脊髓束,下行于脊髓全长,终止于同侧前角细胞,对伸肌发出运动信号维持肌张力。

3. 上前庭核(Bechterew 核,SVN)

上核由含尼氏体的中细胞组成,位于第四脑室角,在外侧核的背方,传入神经主要是半规管壶腹嵴,发出的纤维经旁绳状体与小脑绒球小结叶、蚓垂及小脑皮质相联系,小脑绒球也有古老的纤维止于上核,这可以解释一侧小脑损害引起眼震和倾倒与同侧前庭终器损害的眼震倾倒方向相同,上核还发出纤维组成前庭中脑径路。

4. 下前庭核(Roller 核,IVN)

位于前庭核区腹外侧处,是前庭神经核中最长最大的核,细胞和 MVN 相似,与 LVN 界限不清,主要接收球囊和部分半规管来的神经纤维,其发出的二级纤维参加 MLF,下行至脊髓全长、可能止于中间核。

5. 前庭神经核分散的小细胞群

有 X、Y、Z 和 F 核位于大的前庭神经核周围,其在神经元控制机制、前庭神经核与小脑、

接受耳后动脉之茎乳动脉的分支,属终末支,供血甚微。

静脉回流:前庭水管静脉汇集半规管和一部分椭圆囊血液,注入岩上窦;蜗小管静脉汇集耳蜗底周、球囊、椭圆囊部分血液,注入岩下窦,最后入颈内静脉。

五、前庭神经传导路径

(一)前庭神经

前庭神经和前庭神经节(Scarpa 节)位于内听道,Scarpa 节为第一级神经元,其细胞的远心纤维即树突,分上、下两支,穿过内耳道底前庭上区上支进入椭圆囊斑、球囊斑前上部及前、外半规管壶腹嵴;下支经内耳道底前庭下区进入分布于球囊斑大部,另一支即单孔神经经内耳道底单孔分布于后半规管。节细胞的向心纤维组成前庭神经进入脑干,在绳状体和三叉神经脊髓束中间伸向背侧,行经到第四脑室底外侧部,多数神经纤维终止于 4 个前庭神经核,少数不经前庭核直接进入网状结构和同侧小脑蚓部和绒球,称前庭小脑束。

(二)前庭神经核

前庭神经核为第二级神经元,是主要的中继站,通过传入和传出神经纤维与其他神经相联系,该核是脑神经中最大的神经核,解剖及功能都很复杂,位于延髓和脑桥交界之侧块区,有外、上、内、下四个核和一些小细胞群,前庭神经间质核有 X、Y、Z 和 F 群。

1. 内侧前庭神经核(Schwalbe 核,MVN)

占前庭区的大部,接收 3 个半规管及椭圆囊来的神经纤维,所发出纤维越过中线后参加对侧内侧纵束(MLF),再分升支、下降支,升支与同侧展神经核对侧动眼神经核、滑车神经核联系,引起眼球反射性运动即眼震慢相;下行纤维与迷走神经运动背核、分泌核及其他自主神经核团相联系。

2. 外侧前庭核(Deiters 核,LVN)

由大型多极细胞组成,位于第四脑室底延髓外侧部,一般不接收初级前庭传入神经纤维,只有腹侧接收少量椭圆囊斑的神经纤维,也接收额顶叶来的纤维,除有纤维越过中线参与对侧内侧纵束外,主要发出前庭脊髓束,下行于脊髓全长,终止于同侧前角细胞,对伸肌发出运动信号维持肌张力。

3. 上前庭核(Bechterew 核,SVN)

上核由含尼氏体的中细胞组成,位于第四脑室角,在外侧核的背方,传入神经主要是半规管壶腹嵴,发出的纤维经旁绳状体与小脑绒球小结叶、蚓垂及小脑皮质相联系,小脑绒球也有古老的纤维止于上核,这可以解释一侧小脑损害引起眼震和倾倒与同侧前庭终器损害的眼震倾倒方向相同,上核还发出纤维组成前庭中脑径路。

4. 下前庭核(Roller 核,IVN)

位于前庭核区腹外侧处,是前庭神经核中最长最大的核,细胞和 MVN 相似,与 LVN 界限不清,主要接收球囊和部分半规管来的神经纤维,其发出的二级纤维参加 MLF,下行至脊髓全长、可能止于中间核。

5. 前庭神经核分散的小细胞群

有 X、Y、Z 和 F 核位于大的前庭神经核周围,其在神经元控制机制、前庭神经核与小脑、

网状结构之间的反射弧中起重要作用。

（三）前庭的中枢通路

Scarpa 节发出的一级神经元止于前庭上、下、内、外四核及 X、Y、Z 和 F 群前庭神经间质核，是接收、综合、调节各种平衡信息的中继站，其发出的二级神经纤维与以下的神经核或器官发生联系。

1. 前庭眼球运动径路

上、下、内前庭神经核发出纤维加入同侧和对侧的内侧纵束，上行部至第Ⅲ、Ⅳ、Ⅵ脑神经核，动眼神经核位于中脑被盖部中脑水管腹面灰质内；滑车神经核位于动眼神经核后下；展神经核在脑桥与延髓交界处。各半规管的冲动经前庭神经核与各自同一平面的眼肌联系，同一冲动可借越边纤维与对侧拮抗肌联系，维持双眼的协同运动，例如左外半规管淋巴流向壶腹，则冲动经下前庭核发出越边及不越边两种纤维，不越边纤维使同侧内直肌收缩，越边纤维使对侧外直肌收缩，引发双眼向右共轭运动即慢相，由于中枢代偿大脑皮质通过锥体外系对眼球偏位纠正即产生快相，出现向左的水平眼震；前半规管刺激产生垂直性眼震，后半规管受刺激诱发旋转性眼震。

2. 前庭脊髓束

从前庭核到脊髓有 2 条独立传导路径，将前庭终器信息传到脊髓，控制颈肌及四肢肌肉运动。

(1)前庭脊髓外侧束：①不交叉性传导束，由前庭外侧核发出，下行进入同侧脊髓侧索的腹侧部，达同侧颈、胸、腰各段脊髓神经前角运动细胞；②交叉性传导束，由下核发出下行纤维，经内侧纵束交叉到对侧下降至脊髓全长，可能止于脊髓的中间核，静止时参与维持颈及四肢肌张力。如一侧前庭受损，同侧伸肌、外展肌张力减弱，屈肌、内收肌张力增强，对侧屈肌、内收肌张力减弱，患者向同侧倾倒，反之一侧前庭兴奋性增强，患者向对侧倾倒。

(2)前庭脊髓内侧束：主要由前庭神经内侧核发出下行纤维，经内侧纵束到达颈段脊髓的前角运动细胞，将影响迷路紧张性冲动传到颈肌，此束与副神经核有联系。

3. 前庭小脑之间的连接

前庭与小脑间联系有相互的传入传出纤维，传至小脑的纤维有前庭终器来的一级纤维越过前庭核经绳状体，直接达到小脑绒球、蚓小结和顶核；多数为次级神经纤维，来自前庭内侧核、下核和 X 群，到小脑绒球的纤维来自同侧，到小结、蚓部、顶核的纤维来自双侧的前庭核。小脑的传出纤维中，有顶核和球状核发出顶核延髓纤维进入前庭诸核。小脑以前庭外侧核、红核、网状结构为中继站，控制眼肌、颈、躯干及上下肢的肌肉运动，小脑损害和前庭损害倾倒的方向和眼震方向相同，可以认为小脑是高于前庭核的平衡调节中枢。小结和蚓垂与眼动的储存、释放有关，前庭-眼反射长时程适应了，有赖于这部分古小脑。

4. 前庭大脑的联系

前庭功能受大脑主宰，皮质中枢的功能是综合分析迷路冲动，感知身体的姿势和位置。前庭受刺激出现眩晕感说明前庭器在大脑皮质有反应区，只是尚未发现特殊区域与前庭传入信号的传导路径。对前庭区皮质的部位尚未统一看法,一般认为在颞上回的头端与听皮质之间,有学者认为前庭冲动借小脑与大脑皮质联系;有些学者认为在 Brodmann I 区周围,包括前上雪氏回、外雪氏回前缘、中外雪氏回后缘等处,刺激前庭感受器或其神经可在该区记录到短潜伏期皮质诱发电位,而在运动区引出的前庭诱发电位潜伏期较长,证明前庭纤维在大脑有直接的投射区,但部位和范围还不够明确,正常情况下皮质平衡中枢对前庭功能起调节和控制作用。

5. 前庭自主神经联系

二级前庭神经纤维与自主神经联系是复杂的,主要是内侧核发出纤维到同侧与对侧网状结构,并与内脏运动诸核,包括迷走神经运动背核、分泌核、疑核、孤束核及其他自主细胞团块,有纤维联系,还有若干纤维从前庭内侧核进入背侧纵束,再到迷走神经核。延髓上部切面,可看到前庭内侧核紧接迷走神经感觉背核,两核交界处细胞互相交错,故前庭疾病常伴有恶心、呕吐、出冷汗、多涎及面色苍白等症状。胃肠疾病及自主神经功能紊乱也可引起眩晕,前庭神经核与血管运动中枢、呼吸中枢关系也很密切,前庭系统与自主神经系统之间的相互作用尚待进一步探讨。

(四)前庭神经传出联系

前庭诸核不但直接或通过网状结构接收来自大脑和小脑传出冲动,并有传出纤维到囊斑、壶腹嵴的前庭感觉细胞,对前庭终器的兴奋起反馈性控制,目前对传出连接的了解远不如传入径路多,到前庭终器的传出神经起自双侧前庭核区尾部,展神经核外侧的小神经元,在脑干进入前庭神经根,并与耳蜗传出纤维汇合,传出纤维有 200～300 根,占全部前庭神经的 2%,迷路毛细胞不仅由传入的树突支配,也由传出神经末梢支配,它与 II 型毛细胞的胞膜和 I 型毛细胞传入树突的神经杯相突触。

(五)前庭神经核的传入联系

除初级前庭纤维外,前庭核还接收其他伴随的传入神经。

1. 小脑到前庭核的联系

除了初级前庭神经纤维外,到前庭核最大传入神经纤维来自小脑皮质和顶核,止于前庭上、内、外、下诸核,小脑对前庭神经核的主要功能是抑制。

2. 脊髓和前庭核的连接

脊髓对前庭影响直接通过脊髓前庭径路,来自脊髓腰骶段,在同侧脊髓前庭外侧束上行,止于内、下核和 X、Z 细胞群。迷路外刺激来自肌肉和关节感受器的本体觉,经脊髓前庭束介导,在头和身体反射性控制中起作用。前庭核还接收第 1～第 3 颈神经的传入纤维。

3. 下行传导路径与前庭神经核的连接

大脑皮质某些区通过与前庭神经核和 Cajal 中介核连接的下行纤维,影响前庭眼反射和头、身体的特殊运动。

4. 其他传入纤维与前庭神经核的联系

对侧前庭神经核、迷走、舌咽、橄榄体、脑桥及延脑网状结构等部位均有神经纤维传入到前庭神经诸核。

　　前庭感受器受刺激后,向心纤维把冲动传入前庭核、小脑等前庭神经中枢,中枢也有传出纤维将信息传入前庭终器,形成前庭的反馈系统。例如本体感受器的刺激,通过脊髓前庭及小脑间反射联系,引起前庭传出系统活动,对躯体发挥前庭性控制作用,使身体发生相应动作来保持平衡,起保护装置作用。说明前庭、本体觉、视觉维持平衡都通过内在有机联系。

第三章 前庭系统的生理功能

一、前庭系统生理学研究历史回顾

1824年Flourens用鸽子试验,发现半规管破坏后引起平衡障碍,任一半规管损害,可引起同一平面的眼震及头摆动,外半规管损害引起水平眼震;前、后半规管损害引起垂直及旋转型眼震,现称为Flourens定律,遗憾的是,他的重要发现被遗忘半个世纪,直到1874年前后Breuer、Mach及Brown三位学者在Flourens研究基础上,提出前庭功能的流体动力学说,认为3个半规管壶腹嵴是旋转运动的感受器,椭圆囊斑及球囊斑维持静息状态头位。1892年Ewald在鸽子外半规管做小孔,用小管插入孔内并固定,小管另一端连接一泵,加压时引起头和眼球向对侧移动,减压时出现相反反应,结论是加压或减压引起内淋巴流动,刺激壶腹嵴产生眼震,外半规管内淋巴流向椭圆囊侧的刺激远较背离椭圆囊侧强;前和后半规管则与之相反,现称之为Ewald定律。Breuer(1874)指出直线加速度与头位改变可刺激耳石器。Kreidl(1893)用铁砂置换虾的耳石获得成功,用磁铁刺激该动物,成功引起平衡障碍。Magnus(1923)提出耳石器与紧张性迷路反射、翻正反射有关。Flock(1964)、Lindeman(1969)通过形态学研究,发现椭圆囊斑中央有"U"形、球囊斑上有"L"形微纹,双侧毛细胞呈向着或背离微纹排列,因而能感受任何头部位移刺激,产生相应的姿势反射。20世纪初Alexander将前庭感受器称为"内淋巴器"。声波刺激使外淋巴流动产生听觉,故耳蜗为"外淋巴器"。1903—1913年Barany通过临床和实验,开展了前庭功能冷热和旋转试验、直流电和瘘管试验,加深了人们对前庭功能的理解,半规管对冷热刺激诱发的眼震,提出内淋巴液因"热胀冷缩"而流动的学说,并于1915年获诺贝尔奖。与视、听不同,前庭终器不接收外界直接刺激,只感受机体在空间的位置、重力加速度及角加速度刺激,属内在感受器,每时每刻都在有意无意地调整机体平衡,是无意识的感受器,人们并未察觉它的存在,只有前庭功能障碍时才发现它的重要,Wittmaack将其称为第六感官,近40年来对前庭系统的基础研究及功能检查有了长足的进步,眼震电图、姿势图、胃电图先后问世,逐渐丰富了前庭功能的内涵,揭示了前庭系疾病发病机制,为临床诊治前庭系疾病提供理论依据。

二、人体怎样维持平衡

日常生活中人体依靠前庭、视觉及本体觉组成的"平衡三联"维持平衡,其中前庭系统是专司平衡的器官,视觉和本体觉除协助维持平衡外,另有自己的主要功能。前庭系统又称静-动系统,既感知自己在空间的位置,又随时反射性调整姿势,达到新的平衡。人体经常受2种外力的影响,一是地心吸力,二是加速运动。加速度又分直线加速度和角加速度两种,直线加速度包括直线运动、振动和离心力,地心吸力也是一种向下的直线加速度。运动中,它们都是破坏人体平衡的外力,须通过人体平衡器加以察觉,并反射性调整体位始能维持平衡。当乘车启动时身体后倾,前庭感知后,产生眼球、颈肌、四肢及躯干肌反射来调整姿势维持平衡,在这种姿势反射及翻正反射中,前庭系的作用比视觉重要。在运动中保持清晰视觉有赖于前庭终器的调节,如示指在眼前以幅度 20°、频率 4 Hz 的速度摆动,即感示指模糊,反之若示指不动,头以同等幅度、频率摆动,示指仍有清晰形象,这就是前庭眼反射的调节作用。当氨基糖苷类抗生素中毒时,前庭功能受损,走动景物不清而感眩晕,停止走动眩晕则减轻,称视觉识别障碍性眩晕(丹迪综合征)。归纳人体平衡整合机制,前庭神经核区是前庭反射的整合、信息储存系统,接收前庭终器、视觉、本体觉(含浅表感觉)来的冲动,反射到大脑感知,同时接收小脑、锥体外系和网状结构的调整,出现眼动、姿势调节等平衡反射。平衡三联中,1 项发生障碍,其他 2 项代偿仍能维持平衡,2 个系统障碍就难以维持平衡,如前庭功能受损后,在黑暗中(前庭加视觉两项障碍)、在水中前庭和本体觉两项障碍就很难维持平衡。前庭系的整体功能是复杂的,滑冰、舞蹈、飞行等职业,需要对前庭功能深入了解。哪些前庭反应属生理性,哪些属病理性,各种反射生理生化基础尚不清楚,只有分别认识前庭系统各部的生理功能、反射产生的机制,才能了解前庭系的整体功能。

三、半规管的生理功能

3 个半规管在解剖上按三维空间排列,所围成的平面略呈互相垂直,可感受空间任何方向的角加速度刺激。每个半规管绕垂直于其中轴旋转时,加速度使内淋巴液流动,对壶腹嵴产生刺激,嵴顶是弹性膜,由黏多糖及胶原蛋白构成,其功能与耳蜗覆膜一样,毛细胞之纤毛伸入其中嵌顿在胶质内,嵴顶的比重与内淋巴液相等,合称"壶腹顶-内淋巴系统"。

嵴顶漂浮在内淋巴液内,随内淋巴流动而位移,嵴顶跨越壶腹形成一瓣膜将两侧隔开,膜半规管及壶腹壁较前庭膜及椭圆囊、球囊壁厚,不致因内淋巴液流动而变形,保证内淋巴液流动的机械力作用于壶腹嵴,形成嵴顶两侧的压力差,作用于壶腹嵴基底力大于嵴顶。当一对半规管平面与身体旋转轴之夹角为 90°时,内淋巴液流速最强;小于或大于 90°时相应减弱,0°或180°时则将静止不动。作用于内淋巴液的加速度力受嵴顶弹力、内淋巴液的黏稠度、液体和嵴顶质量所产生惯性三种力的阻挠,嵴顶的位移度与头转动速度成正比,与嵴顶弹性成反比。当半规管随角加速度旋转时,由于惯性作用,内淋巴液起初落后于旋转速度处于逆旋转方向流动;停止旋转时因惯性作用内淋巴仍以较大速度顺原旋转方向流动,故旋转中与旋转后对壶腹嵴的刺激正好相反。双侧外半规管在同一平面,角加速度与其平行引起双侧外半规管综合反应,加速度方向与一侧前半规管对侧后半规管平行引起此两对半规管综合反应;人类日常生活多在平面上活动,主要刺激外半规管,临床前庭功能检查主要是外半规管,旋转刺激阈值明室为 1°~2°/s,暗室为 0.1°~0.2°/s,刺激壶腹嵴毛细胞所引起的反应有眩晕、眼震、倾倒、颈及肢体张力改变和自主神经系统反应,反应的强弱不仅与刺激强度有关,而且与嵴顶倾倒的方向有关,据 Ewald(1892)观察,角加速度刺激量不变,由于嵴顶倾倒的方向不同,引起不同强度的反应,以眼震持续时间为例,弱反应只是强反应的 1/2~2/3;当内淋巴向壶腹侧流动,外半规管是强刺激而前、后半规管为弱刺激;内淋巴背离外半规管壶腹流动时,刺激的强度与上述相反。近代解剖和生理研究证明,Ewald 的发现是正确的,用刺激的强弱解释反应程度不恰当,因刺激的量相等,只是因嵴顶倾倒的方向不同而引起的前庭兴奋或抑制反应。Lindeman(1969)在阐述前庭器极化时指出,外半规管壶腹嵴动纤毛在椭圆囊侧,前及后半规管壶腹嵴的动纤毛与外半规管相反在半规管侧,据电生理实验观察,壶腹嵴上能记录到静息电位及放电频率,在角加速度作用下嵴顶倾倒牵引毛细胞向动纤毛侧倾倒,则放电率增加,呈去极化即兴奋状态;背离动纤毛向静纤毛侧倾倒则放电率减少,呈超极化即抑制状态。半规管感受器的兴奋或抑制能影响全身肌肉,最强烈而直接反射的是眼外肌和颈肌。头部很轻微的偏斜也会引起凝视方向的变化,为保持清晰的视觉,必须有精确的前庭眼反射,半规管是负责这种反射的感受器,头部受角加速度刺激时出现前庭眼反射,产生向旋转侧眼震,以补偿外力产生的角度偏斜,亦有学者认为这是耳石器的功能或两者共同作用的结果。地球恒速旋转,对半规管无刺激,即半规管不感受恒速的刺激,其是否感受直线加速度尚无定论,多数学者持否定态度,Jongkess(1946)发现角加速度刺激壶腹嵴的反应潜伏期为 30～40s,直线加速度刺激耳石膜的反应潜伏期仅 0.1s,两者差 300 倍,因壶腹嵴与耳石膜的比重不同,故无论从生理或物理角度分析,壶腹嵴不能感受两种不同形式的加速度刺激。

四、耳石器官的生理

耳石器官包括椭圆囊斑与球囊斑,是维持机体平衡的器官,除感受重力加速度与直线加速度外,球囊还可能感受次声及 800Hz 以下低音的功能。囊斑感觉毛细胞纤毛之上有一层胶状物质,与壶腹嵴顶相似,其上黏附无数耳石,称耳石膜。囊斑毛细胞的兴奋过程与壶腹嵴相似,毛细胞纤毛向动纤毛侧弯曲时呈兴奋状态,向静纤毛侧弯曲时呈抑制状态。两个囊斑位置互相垂直,与头部三个解剖平面相对应,故能感受三维空间的直线加速度及地心吸力,球囊前2/3对振动敏感,后 1/3 功能与椭圆囊相似,囊斑的纤维静止时即有自发放电,正常时两侧囊斑放电频率很接近。

(一)重力和加速度对毛细胞的影响

耳石重力是囊斑感觉毛细胞的主要刺激,耳石器的兴奋机制有偏位、压迫和牵引三种学说,各种力作用于毛细胞的方式有以下几种。

(1)静止时耳石受重力作用加压于毛细胞产生刺激,这种持续而恒定的刺激,经神经冲动传至全身随意肌,反射性维持肌张力,保持人体静息平衡。人体倒立时,即从正常位倒转180°,椭圆囊斑耳石膜牵引毛细胞产生剧烈刺激。

(2)头向一侧倾倒,耳石重力不在纤毛长轴上,使纤毛向一侧倾斜,纤毛偏斜的程度与头倾斜角度有关,在直角范围内倾斜角度越大,对囊斑刺激的分力越大。

(3)直线加速度运动时,由于惯性作用耳石膜移动较内淋巴液移动慢,结果两者朝相反方向移动,直线加速度越大,耳石膜偏位越大,囊斑受刺激愈强,囊斑每个毛细胞犹如一个微型换能器,将机械能转变为电能。从力的方向而论,朝向动纤毛侧,使毛细胞去极化放电率增加,达兴奋状态;反之放电率减少,呈抑制状态。

日常生活中当重力突然增强,如电梯突然上升时,椭圆囊斑毛细胞的压力增大,反射性引起屈肌兴奋,躯体呈屈曲状态;电梯下降时躯体呈伸展状态。

(二)耳石感受空间各方向刺激及随意肌的控制

球囊斑呈卵圆形,前面弯起略扭曲,与同侧前半规管围成的面平行,动纤毛均背离微纹排列;椭圆囊斑呈长圆形,前 1/3 较宽并向上延伸,略与外半规管平行,动纤毛均向着微纹,两个囊斑夹角 70°~110°,大致组成互相垂直的平面,箭头示动纤毛排列的方向,椭圆囊斑向着微纹、球囊背离微纹以便感受空间各方向的重力加速度,球囊斑主要感受额状面上的静平衡和直线加速度,影响四肢内收肌和外展肌,两侧囊斑在球囊内侧壁,当头前倾后仰时,两侧球囊斑所受刺激相同,如头左右倾斜,两侧球囊斑所受刺激相反,当头向右肩倾斜 105°时,右球囊斑毛细胞受牵引力最大,左侧则受到压力最大;当头向左肩倾斜 105°时,两侧球囊斑感受的刺激正好与向右倾相反。椭圆囊斑主要感受矢状面上的静态平衡和直线加速度刺激,影响躯体伸肌和屈肌的张力。静止时即头前倾 30°,椭圆囊受最小刺激,此时囊斑上耳石压力最大,四肢屈肌张力增强,膝和肘关节屈曲;头后仰 150°时,耳石对毛细胞有最大牵引力,椭圆囊斑受到最大刺激,头颈、躯干和四肢伸肌张力最强,眼球向头部运动反向移位,即向下移位。两侧椭圆囊斑在同一平面作用是相协同的,当头前倾后仰时,两侧颈肌收缩作用对称,两个囊斑对颈肌控制比较重要,当双侧囊斑受损时,颈肌张力明显受影响,卧倒时颈肌不能控制头部而突然落到枕上;四肢肌张力受影响,动作不准确且步态不稳。

(三)囊斑对视觉的影响

视觉和视动反射是维持平衡的重要因素,通过视觉可以判断身体与外周环境的相互关系,视线调节是前庭的重要功能,由前庭眼反射和视动反射共同完成,两者共同眼肌运动,使眼球得以向所需方向转动,使视线能在身体运动中对准目标,前庭眼反射靠囊斑毛细胞感知头位变动,再通过前庭核、内侧纵束、动眼神经核相联系,并受锥体外系中介核的控制,产生眼球反向运动,其潜伏期约 50ms,使目标很快落在黄斑部而保持清晰视觉;前庭受损时眼球反向运动障碍,只能靠视动反射调节视野,其潜伏期约 125ms,故当头部快速运动时眼动缓慢,黄斑不能对准目标而出现视物模糊,称视觉识别障碍性眩晕,也可看作是变位性眩晕。

日常生活中,前庭所受刺激是复合的,既有角加速度也有直线及重力加速度,壶腹嵴及囊斑往往同时受刺激,同时向中枢发信号,这种信号已经初步综合及协调,目前对半规管的研究较多,对耳石膜研究较少,两者的协同作用研究更少。

五、前庭神经核及其传导束的生理

前庭终器大部分冲动传至前庭神经核区,由此再传入大脑前庭中枢,核区不仅是平衡冲动传入、传出的中继站,也是综合、调整全身平衡冲动的场所。病变在前庭核区以下者,冲动首先传到前庭神经核,可出现眩晕、眼震、平衡障碍、恶心、呕吐等全部前庭异常反应,称前庭反应协调;若病变在前庭神经核以上者,很少整个传导束受损,仅出现部分反应异常,另一部分反应正常,称前庭反应分离,临床上可利用此特点鉴别前庭中枢与末梢性病变。传导束包括以下几个部分。

(一)前庭脊髓束

其中前庭脊髓外侧束支配同侧上下肢及躯干抗重力肌(伸肌),使之收缩,将重心推向对侧,同时发出冲动沿内侧纵束到对侧,抑制其伸肌的活动,维持躯体平衡;前庭脊髓内侧束将冲动传至颈肌,反射性支配头位。

(二)前庭眼束

交叉和不交叉眼束与眼球运动有关,三对半规管与三对眼外肌所在平面基本一致,外半规管与内外直肌、前半规管与上下直肌、后半规管与上下斜肌相互平行,每条眼肌接收相同半规管来的冲动,角加速度刺激时,引起反射性运动即眼震。

(三)前庭与小脑、脑干间的联系

前庭-小脑、小脑-前庭及前庭核与脑干网状结构,在功能上和解剖上均有密切联系,小脑对前庭作用尚不十分清楚,但对前庭反射有抑制和调整作用。

六、前庭中枢部的生理

前庭皮质中枢综合全身各处传来的平衡冲动,加以整合再经锥体束发出随意运动性冲动,纠正身体偏斜,保持平衡。前庭中枢各部位(大脑、小脑、网状结构)发出冲动,对终器传入的冲动加以抑制或改变,平衡中枢的许多生理现象尚未得到准确解释,现将这些现象简述如下。

(一)代偿作用

人类和动物一侧或两侧迷路受损后出现眩晕、平衡障碍及眼震,数天后症状消失,前庭神经核电位也先后恢复,这种现象称为前庭代偿,与前庭中枢密切相关。有时这种代偿不完全,可出现在黑暗中步态不稳,地不平时或在堤上行走易跌倒,潜水时可发生定向障碍。代偿形成后在不利条件下,可再次出现眩晕及平衡障碍,称为失代偿。动物实验证明,在缺氧条件下,见已形成前庭代偿的豚鼠又出现倾倒及头偏斜现象,为失代偿表现。

(二)疲劳现象

对持续刺激或反复刺激而引起前庭反应低下或消失称疲劳现象。Hallpike认为疲劳的特点是将刺激强度加大,疲劳的程度随之加重,刺激停止后疲劳现象消失缓慢,全程须以小时计算。

(三)适应和习惯现象

由于长时间刺激引起前庭反应减弱称适应;由于反复受到一系列相同刺激而发生反应减弱称习惯,前者全过程以分钟计算,后者以天计,适应与刺激强度并不绝对平行,临床上适应与习惯两词常混用。适应有特异性,如只给予旋转刺激则只产生旋转的适应,对冷热刺激或电刺激不发生或略有适应现象。

(四)前庭冲动的复制

当受到复杂而有节律性综合刺激时,中枢神经系统可将其作为母型加以复制,以便对抗和控制。在刺激消失后,这种前庭冲动复制品可保留数小时或数天,外来刺激虽已消失,还存在与受刺激时相同的前庭反应,如航海员在航行中受到暴风雨袭击,登陆后数日仍觉得似在剧烈晃动的海船上。慢性晕动病可能与前庭冲动复制有关。

七、前庭附属器的生理

前庭附属器包括淋巴液、血管纹、内淋巴囊、前庭水管及蜗水管,虽无直接前庭功能,但与前庭功能的产生有重要关系。

(一)淋巴液

内、外淋巴液的化学成分、产生与吸收、生物特性都不相同。

1. 外淋巴液

位于骨迷路与膜迷路之间,一般认为外淋巴液来源于脑脊液,也有认为来源于毛细血管的超滤液,因其蛋白含量高于脑脊液而低于血液,小分子物质浓度与血液近似,故认为其来自血液。超滤作用主要在外淋巴腔表面毛细血管网螺旋缘血管进行。外淋巴液的半更新期为10min,含氧总量为 2.7nmol/L,葡萄糖浓度为 7.22mmol/L(130mg/dL),外淋巴液的供氧量比内淋巴液大得多,内耳毛细胞氧和营养物质主要来自外淋巴液。外淋巴液可能是耳石器的代谢传递媒介,如自主神经紊乱可使外淋巴腔周围毛细血管血流量减少,外淋巴液半更新期延长,对耳石供氧减少,引起耳石器缺氧。

2. 内淋巴液

内淋巴液的生成、循环、吸收的方式有许多争论,Guild(1927)最早提出纵流学说,即内淋巴在蜗管主要由血管纹处产生,在前庭由壶腹嵴和囊斑的暗细胞分泌,经内淋巴管流向内淋巴囊,在该处进行离子交换并吞噬代谢产物。Dohlman(1967)指出暗细胞有选择性吸收 Na^+ 的作用。将染料、放射性核素注入中阶或半规管,发现在内淋巴囊处聚积。Lawrance 等提出辐流学说,认为外淋巴液经前庭膜渗入蜗管形成内淋巴液,血管纹选择性再吸收,类似肾小管的离子交换功能,内淋巴液循环在耳蜗各回局部进行,纵流、辐流学说各有支持者,Landquist(1967)认为内淋巴液离子输送有两种方式,活跃交换的辐流保证内淋巴液高钾低钠的离子特性,纵流是缓慢过程,保证内淋巴液及代谢产生物的再吸收,近代研究证明,内淋巴囊是活跃的代谢滤器,能吞噬代谢产物及细胞碎片。内淋巴液是高钾、低钠的液体,提供毛细胞氧和营养物质。

(二)血管纹

血管纹是内淋巴液的能量来源,内淋巴液测出的直流电位,是血管纹代谢活动。Eustroun(1955)电镜观察,发现血管纹与肾小管输送液体的上皮结构相似,具有分泌作用,是产生内淋巴液的场所。血管纹有 3 种类型细胞,功能各不相同。

1. 边缘细胞

负责液体和电解质的代谢,含有丰富的线粒体,大量基底皱褶和囊状小泡围绕纹状血管排列。基本依赖线粒体氧化、磷酸化作用,主要能源为葡萄糖和碳水化合物,产生足够的能量以完成液体和电解质的运转和代谢。

2. 中间细胞

含有丰富的高尔基体、滑面和粗面内质网,为血管纹的功能活动提供备用但效率不甚高的能源,即过氧化物酶体氧化作用,主要利用脂类作为能源,提供解毒和氧化废物的场所。

3. 基底细胞

含线粒体甚少,代谢不活跃,可能起支持和固定细胞的作用,是血管纹的固定屏障,也是分隔内外淋巴液的屏障。血管纹有双重代谢系统,可保证在病变期间血管纹的正常工作,特别是有糖类和脂类两种代谢底物作为燃料,更加保证了其正常工作。血管纹代谢活性很高,对内淋巴液的形成、氧化代谢及直流电位产生起主要作用。

(三)内淋巴囊

内淋巴囊是内淋巴管的末端,分为近侧、中间、远侧三部分。中间部结构较为复杂,根据胞质内含物和细胞核差异将内淋巴囊上皮分为两型:Ⅰ型细胞是内淋巴囊中间部主要细胞,有很多微绒毛突入囊腔,主要功能是将囊内液体和电解质运转至细胞间隙,输送到上皮下组织再吸收;Ⅱ型细胞在中间部,数量较少,有不规则深陷细胞核,比Ⅰ型细胞小,小量微绒毛突入囊腔,细胞质内有大量消化小泡、脂滴和吞噬泡,主要功能是吞噬内淋巴液循环中的碎片,排出囊腔中废物。内淋巴囊有复杂的血管分布,有利于水、电解质和高分子物质再吸收,故内淋巴囊是代谢旺盛的器官。

(四)前庭水管

前庭水管位于前庭与内淋巴囊之间,其中心有一膝状弯曲。水管分为上半部即前庭部,下半部即球囊部。上半部狭窄,其壁十分平滑,下半部具有不规则的栓塞物,内耳的各部分在出生后均已发育完成,与成人无任何差别,只有前庭水管出生后继续发育至3～4岁,甚至到青春期。前庭水管小,内淋巴囊的容积也小。前庭水管发育与乳突气化有关,前庭水管发育程度与梅尼埃病、大前庭水管综合征的发生有关。

(五)蜗水管

蜗水管为外淋巴间隙与蛛网膜下隙交通的小管,由胚胎时期的前软骨经过退行性变而发生,管腔内为脑蛛网膜层的延续部分,镜下观察为格状结缔组织,称为耳周管。其功能是保持外淋巴液静水压力平衡,是产生外淋巴液的通道,婴儿时期相当宽敞,由于颞骨气化及颈静脉球的增长,蜗水管逐渐变狭窄,整个蜗水管行径较直,在切面上呈椭圆形。

八、失重对前庭功能的影响

超重和失重是一个问题的两个侧面,蔡翘教授(1960)将其统称为重力生理学。随着载人航天事业的发展,失重使机体产生一系列生理变化,前庭系首当其冲,空间运动病患病率高达40％～50％,因此失重对前庭器的影响受到医学界的重视。失重是物体有质量而不表现为重量的特殊状态,人进入失重状态后发生一系列变化,对前庭终器的具体影响如下。

(一)体液向头部转移

失重后,由于血液流体静水压消失,血液和体液重新分布,下半身血液和体液向上半身转移,头、胸部血量增加,航天员立即感到血冲向头部而感头胀、眼胀、鼻塞等感觉,可看到面部水肿,皱纹消失,眼睑变厚,头颈部静脉怒张。由于静水压差消失,脑静脉回流受阻,导致前庭终器微循环及水盐代谢障碍,而出现眩晕和翻转幻觉。

(二)重力感受器的传入信息减弱

进入失重状态后,耳石器和肌肉、关节、本体觉传入信息大量减少,与原先印入的经验感觉相矛盾,彼此间发生冲突。如头部转动时半规管仍有强烈刺激,而耳石器传入冲动减弱甚至消失,导致平衡失调及运动病,限制头部运动可使症状减轻;睁眼头部运动,形成视觉—半规管—耳石器三者矛盾,加速或加重空间运动病的发生,闭眼可使症状减轻。

(三)失重后感觉——运动模式紊乱和重调

失重引起前庭终器传入变化,势必导致在地面长期形成、并储存前庭各级神经中枢的感觉——运动模式紊乱,这种紊乱可塑性很大,适应速度很快,2～3d后平衡三联组成一种新的相对稳定的感受模式,取代原来存储的各种运动控制模式,即进行重调,以达到感觉与运动模式之间的协调,空间运动病的症状即可消失。所谓空间运动病或空间适应综合征并不是病,而是一种特殊生理反应,实质是空间定向和平衡控制的感觉——运动模式紊乱,3~5d适应后前庭症状完全消失,返回地面后,对地面的重力环境又需有一个适应过程,称为再适应。

九、前庭系统的频率特性

前庭系统的主要功能是感觉头部运动,特别是非随意运动,并对头位变动引出前庭眼动反射和姿势调整,保持视觉清晰和身体平衡。当头部从中线位置向外侧摆动时,眼球向相反方向运动,两者的速度比为1:1,以保证外界物体在视网膜的影像清晰。日常的自然活动中,头部的运动频繁和复杂,头动的频率为0~20Hz;步行时,头部向上和向下的摆动频率约为2Hz,速度约为90°/s;在跑步时,头部的摆动速度可以达到550°/s,加速度可以达到6000°/s²;正常人进行自主身体旋转时,速度达到800°/s,频率达到15~20Hz,身体仍然可以保持协调。如果乘坐交通工具,则会有更复杂和更大频率范围的头部运动,因此前庭系统具有宽动态范围的感知能力。对前庭系统的频率特性,目前有很多未知的领域,如频率特性的解剖生理基础,以及不同频率功能与疾病的关系等都值得进一步研究。

(一)平衡的感受系统

机体本身和相对于外界的运动感知主要由前庭系统、视觉系统和本体感受系统完成,它们互相补充,由中枢整合,比如肢体的本体感受系统可以感受身体垂直方向的运动,颈部的本体感受器可以弥补前庭眼动反射的不足。头部的运动也可以被视觉系统感知,在平稳追踪(基于视网膜中央凹的影像的反射)时,视网膜图像的移动会引发眼球移动以保持图像稳定地留在黄斑,但平稳追踪反射的神经传导通路很长,潜伏期达到100ms,而前庭眼动反射的反应时间仅为5~7ms,当速度超过50°/s或频率超过1Hz时,平稳追踪系统将无法完成跟踪。视动眼震(基于周围视野的运动跟踪的反射)可以帮助看清一排排移动的物体,它的频率和速度范围与平稳追踪系统类似。因此,在多数日常的头部运动中,视觉系统本身无法保持视觉的清晰。平稳追踪系统适合于低频低速的头部运动,而本体感受系统仅适合静止的和非常低频的情况,大多数情况下,特别是高频、高速和高加速度的情况下,需要前庭系统来维持视觉的清晰,不过半规管对0.05Hz以下的头部运动不敏感,但视觉系统对很低频率的视网膜图像的移动都很敏感,这三个系统在频率感受的范围方面可以互相补充。另外要注意,前庭系统只能感受加速度的变化,不能感受匀速运动。

(二)半规管和耳石系统的频率特性

壶腹嵴在内淋巴液中,头部运动的信息不能通过刚性连接传递到壶腹嵴,需要靠内淋巴管对内淋巴液的摩擦力,通过内淋巴液的黏滞性带动内淋巴的移动和壶腹嵴帽的偏移。如果黏滞性达到最大,那么内淋巴液可以随着半规管一起运动。壶腹嵴依靠自身弹性,偏移后可重新回到原位。半规管或者内淋巴的体积越小,对高频的感受越灵敏。对半规管内淋巴液的质量、黏滞性、内淋巴与管壁的摩擦力和壶腹嵴弹性,以及其他流体动力学参数的计算,半规管系统的最佳感受频率为0.012~27Hz。在这段频率范围,壶腹嵴的偏移和头部运动角速度匹配最佳,当低于和高于这一频率范围时,管壁的运动无法高效地带动内淋巴液的流动,造成嵴帽偏移不足,导致反应减弱。虽然这一频率范围包含了大部分头部自然运动,但要指出的是,半规管系统不能很好地转换非常低频的旋转,比如0.02Hz的慢速旋转,与平台中央相比,增益轻度下降(比平台低 1.4dB),但相位的偏移是 32°,半规管在这部分的不足可以通过中枢的速度存储机制得到弥补。中枢的速度存储可以存储速度信息并保持一段时间,因此可以更好地感受低频的运动,因为速度存储机制的参与,使半规管系统的敏感频率范围在低频方向可以延伸至 0.08Hz,这样前庭系统的感受频率范围就能与视觉系统部分重叠,不会出现运动频率感受的薄弱频段。

半规管感受旋转的最佳频率范围是 0.1～10Hz,加速度的最低阈值是 $0.1°/s^2$,速度的最低阈值是 $3°/s$。在 0.1Hz 以下,壶腹嵴的偏移程度和头部运动的加速度的比值最大,即壶腹嵴偏移对加速度变化的增益最大,相位接近 0,但在 0.1～10Hz,增益迅速下降,相位趋于 $-90°$,在这一频率范围,壶腹嵴的偏移代表了头部的加速度。在 0.1～10Hz,壶腹嵴的偏移程度和头部运动速度的比值最大,即相对于速度的增益最大,相位接近于零。因此,虽然半规管感受加速度,但在 0.1～10Hz,壶腹嵴的偏移程度体现头部的速度,在<0.1Hz,壶腹嵴的偏移程度体现头部的加速度,改变内淋巴的黏滞性和质量(如耳石脱落到半规管),将改变频率范围和半规管的敏感性,增加黏滞性,将使壶腹嵴偏移与头部运动速度之比的增益曲线变低平,平台频率范围增大。随着年龄增大,敏感性也逐渐降低。改变壶腹嵴的弹性(如耳石黏附),将改变低频的相位和增益。

Yang 发现,半规管的半径越大,对高频刺激的敏感性越高,相位也更超前。Spoor 发现灵敏的动物(头动快速)半规管半径更大。

耳石系统中,囊斑感受头部运动的频率范围是 0～40Hz,球囊和椭圆囊是否有差异尚不清楚。对线性平移有一个高通的动力学特点(>1Hz),对头部翻滚和倾斜又有一个低通的特点(<4Hz)。因为不同的平移刺激方法(正弦、抛物线、线性和步进加速),加速度变化很大,对耳石系统感知平移的加速度阈值难以确定,用速度这个参数来比较差异较小。正常人对水平方向平移感知的速度阈值是 3.0～36.6cm/s,垂直平移的速度阈值还无测定数值。对线性运动的方向感知阈值的平均值是加速度 $6.5cm/s^2$($3\sim23cm/s^2$),速度 10.4cm/s($4.8\sim36.6cm/s$)。耳石膜偏移和头部运动的速度比值,即速度增益的平台范围为 0.01～0.10Hz,耳石膜偏移相对于头部运动的加速度的增益平台频率范围是<0.01Hz。减小耳石的质量,将降低系统的敏感性。耳石膜的弹性和摩擦力减少,将增加耳石膜的移动性,增加敏感性。

耳石器官有时候不能很好地区分侧倾和平移,需要半规管的协助。半规管对侧倾感受的最低阈值是 3°,如果低于 3°,耳石系统无法感知,半规管对动态的侧倾比耳石系统更加敏感,本体感受系统对垂直方向上的侧倾也比耳石系统敏感。头直立位时,正常人对主观水平线和垂直线的判断能力为(0±1.1)°。

低等动物没有耳蜗,进化到鱼类和蛙类的椭圆囊和球囊既有前庭功能也有听觉功能。人类的耳石器官对声音频率的刺激也有反应。气导的声音选择性地刺激球囊,而骨导的震动可以刺激椭圆囊和球囊。耳石器官对声音刺激产生的前庭颈反射,可用前庭诱发肌源性电位(VEMPs)检测,VEMPs 气导刺激的最佳频率是 400～800Hz,骨导的最佳刺激频率是 100Hz 和 200～250Hz。

(三)毛细胞及传入神经和频率的关系

前庭毛细胞根据细胞形态和支配神经纤维的不同分为Ⅰ型毛细胞和Ⅱ型毛细胞。Ⅰ型毛细胞的静纤毛明显多于Ⅱ型毛细胞,前者每个毛细胞超过 60 根,后者只有 15～35 根。所有的Ⅰ型毛细胞都表达独有的 4-氨基吡啶敏感的钾通道,对高频刺激具有较高敏感性。

半规管的前庭传入神经编码头部旋转运动的信息,分为规则放电神经和不规则放电神经,后者直径较粗。萼形终端的传入神经仅与Ⅰ型毛细胞连接,分布于壶腹嵴的中央,这些纤维是不规则放电的,在 2Hz 的正弦旋转时,相对敏感度较低,被称为低增益不规则传入神经,是最具不规则放电和相位性传送的传入神经类型。双形终端传入神经具有萼形终端,止于Ⅰ型毛细胞,纽扣形终端止于Ⅱ型毛细胞,这些双形传入神经支配壶腹嵴中央区域,是不规则放电神经,对 2Hz 的正弦旋转具有高敏感性,被称为高增益不规则传入神经,有相位性传送的特点,对高频头动有增益增强和相位提升。起始于壶腹嵴周边区域的双形终端纤维也是规则放电神经,对旋转的敏感性较低。纽扣形终端纤维是规则放电神经,起始于感觉神经上皮的周边区域的Ⅱ型毛细胞,敏感性低,放电规则,具有紧张性放电传送的特点,对高频头部运动的增益增强和相位提升的作用较弱。在椭圆囊和球囊的囊斑,不规则神经分布于中央的微纹沟附近。Hullar 发现,当旋转频率增加时,所有传入神经的敏感性都增加,当频率为 16Hz 时,低增益的不规则放电的传入神经增加最多,接近高增益的不规则传入神经。随着高频刺激速度的增加,所有的传入神经的相位超前都增加,低增益的不规则放电的传入神经超前最多,规则传入神经超前最少。在测试的范围内,当高频到极端时,没有出现敏感度衰减和相位位移,低增益的不规则传入神经适合编码和传导快速的头部运动的触发,适合短潜伏期的反射启动,如前庭眼动反射。

传入神经对头部运动信号的传导并不是完全根据频率分工的,规则放电的神经也能传导高频高速的头部运动信息,只是不规则放电的纤维对高频高速的刺激更加敏感,不规则传入神经的这种敏感性对于快速头动引起的前庭眼动反射的启动是很关键的。对高频刺激,萼形传入神经比双形神经具有更大的相位超前和更大的敏感度提升。规则传入神经则是提供一个较宽范围的、与头部运动速度成比例的信号。另外,规则放电传入神经是正弦旋转稳态前庭眼动反射的主要信息来源,因为不规则传入神经会出现暂时性抑制,对低频和弱的头部加速运动无法产生前庭眼动反射。

Lasker 报道规则放电神经的静息平均放电率比不规则神经高,成年小鼠的不规则神经的比例比幼年的高,不规则神经的敏感性也高于幼年。规则放电神经在一个宽大的频率范围里都不会出现抑制性放电中止。相反,不规则神经容易出现抑制性中断。规则神经的平均静息放电在南美栗鼠是每秒 50～60 个峰,小鼠是每秒 55 个峰,不规则神经静息放电率南美栗鼠是每秒 40 个峰,小鼠是每秒 37 个峰。灵长类动物是啮齿类动物的两倍,前庭初级传入神经向中枢发出每秒 70～100 个峰的静息放电,可能的原因是灵长类动物的自然头部运动的峰值速度比啮齿类动物高,需要一个比较高的背景放电来防止抑制性中断。传入神经放电的节律和密度包含着神经所传送的头部运动频率和加速度的信息。

Tsuji 计算梅尼埃病患者颞骨前庭中毛细胞的数量,发现Ⅱ型毛细胞明显减少,而Ⅰ型毛细胞的数量和健侧一样,前庭神经炎患者的颞骨标本发现Ⅰ型和Ⅱ型毛细胞的数量都减少。而前庭功能检查梅尼埃病患者主要为冷热试验异常,前庭神经炎冷热试验和甩头试验都异常,冷热试验的刺激相当于头部低速运动,甩头试验相当于快速旋转,结合颞骨标本的毛细胞计数,推测Ⅱ型毛细胞可能负责低频感受功能,Ⅰ型毛细胞可能负责高频感受功能。Hirvonen在南美栗鼠鼓室注射庆大霉素,发现可以破坏99%的萼形终端纤维连接的Ⅰ型毛细胞,Ⅱ型毛细胞没有明显减少,这时候高频旋转前庭服动反射受损,同时作者发现神经纤维本身的功能并没有受损,因此推测高频旋转前庭眼动反射的受损是由Ⅰ型毛细胞引起的。

大鼠前庭神经核有 A 型和 B 型两种神经元,A 型神经元具有更多的静息放电和紧张性反应,可能形成低频、低中幅度的线性信号。相反,B 型神经元具有更多的不规则放电和相位性反应,适合传送高频、高幅度非线性信号。虽然这些神经元在生理和功能有差异,但在神经元的空间分布并没有发现差异。那些纤维投射到眼外肌运动神经元的中枢前庭元主要接受规则传入神经,投射到前庭脊髓束的前庭神经元主要接受不规则传入神经。那些投射到小脑绒球的前庭神经元,接受相同比例的规则和不规则传入神经。前庭眼动的快速反应以保持视网膜成像的清晰,依赖于中枢前庭通路和锥体外系完成。完成前庭眼动反射只要 3 个神经元的反射弧。对前庭眼动反射已经做了许多不同频率和速度的研究,认为是速度依赖的非线性的和单一传入神经的生理机制有关。当正弦旋转的峰值速度小于 20°/s 时,不管频率多少,前庭眼动反射的增益是个常数(线性的),当旋转的速度和频率升高时,前庭眼动反射增益随着刺激速度的增加而非线性地升高,步进加速的情况也是这样。这种非线性的调节只在高速和高频刺激的时候出现。

第四章　前庭功能检查

前庭系统疾病的主观症状为眩晕,客观体征为眼球震颤、平衡障碍及自主神经功能紊乱,可以根据前庭眼反射、前庭脊髓反射、前庭自主神经反射及前庭肌源性反射来判断前庭功能状态。

第一节　眼球震颤

一、概述

前庭眼反射障碍即出现眼球震颤简称眼震,指眼球不自主有节律的反复运动,可分急跳和摆动两型。急跳型是眼球先缓慢向一个方向运动至眼窝极限(即慢相),随后出现纠正这种偏移的快速运动即快相,曾认为快相是大脑皮质通过锥体外系的纠正反射,现认为旁中脑桥网状结构是产生快相的指令的部位。因快相较慢相易识别,故临床上以快相方向定为眼震方向,急跳型是最常见之眼震,前庭、视动和末位性眼震均为急跳型眼震。摆动性眼震为眼球来回运动的速度与幅度相等,不分快慢相,先天性眼震及视觉障碍产生之眼震常为摆动性眼震。眼震是一种体征而不是疾病,常与眩晕症同时发生,根据眼震之特点,可区分前庭中枢性与末梢性眩晕。

(一)眼震的基本特点

眼震基本特点包括震形、方向、级别、幅度、频率及持续时间。

1. 震形

眼震震形有水平、垂直、水平旋转、斜角、集合退缩、分离、翘板样等类型,水平和水平旋转性眼震多由于水平半规管病变引起,垂直型多为中枢性或先天性眼震,斜角型多为视觉系病变引起。

2. 眼震方向

眼震方向以快相方向为准,有重要的临床价值,迷路炎及梅尼埃病初期,前庭末梢处于激惹状态,快相向患侧,随着病情发展,前庭终器出现破坏性改变,眼震转向健侧,通常以箭头表示眼震方向,←右向,→左向眼震;↑↓示上下向;↘↗↖↙示斜向;↻示水平旋转;→←集合,←→分开型眼震。

3. 眼震级别

眼震级别表示前庭疾病轻重,可分3级:侧视一侧出现该侧眼震,而正视或向另一侧注视则无,谓一度眼震;在注视正前方也有眼震者谓之二度;向慢相方向亦出现眼震谓之三度眼震。一度眼震很难与末位眼震区别,二、三度眼震表明存在前庭器质性病变。末梢性病变伴有眩晕和自主神经症状,中枢性病变很少伴眩晕及自主神经紊乱症状。

4. 幅度

眼震幅度分大、中、小幅度,小幅度者眼球位移 5°以内,约 1mm;中等幅度在 5°～15°,1～2mm;大幅度者在 15°以上,＞3mm。前庭末梢性病变常为中小幅度,中枢性病变常为粗大幅度。

5. 频率

频率系指每分钟的眼震次数,慢者＜50 次/min,快者＞100 次/min,多数为中等速率,即 50～100/min,频率对鉴别中枢与末梢性眼震有一定价值,中枢性眼震频率慢,末梢性眼震频率快。

6. 持续时间

自发眼震的持续时间短者数秒,长者终身不消失,眼震持续时间有鉴别诊断价值,持续 1 个月以内者为短暂性或自限性眼震。末梢性眼震多为短暂性,持续数分钟或数小时,常伴显著眩晕症状;中枢性眼震持久而自觉症状轻,如某些先天性眼震,生后即出现并存在终身不伴眩晕等自觉症状。

(二)眼震的分类

眼震类型尚无统一分类法,常根据其基本特点、控制眼球运动的三因素,眼震的产生部位及原因进行分类。

1. 根据基本特点分类

以节律之有无分为节律性眼震与无节律性眼震;以有无快慢相分为急跳型眼震与摆动性眼震;以眼球移动方向分为水平、旋转、水平旋转、垂直、斜角、分离与聚合型眼震。

2. 根据控制眼球运动三因素分类

Kestenbaum 将眼震分为 3 种:①前庭性眼震;②固视障碍性眼震,由眼肌固视缺陷引起;③纠正性眼震,由于运动性损害引起纠正功能缺陷所致。

3. 根据产生眼震部位分类

分为前庭性眼震、非前庭性眼震,前庭性眼震再分为前庭中枢和末梢性眼震。

4. 根据产生眼震原因分类

分为生理性眼震、病理自发性眼震、诱发性眼震。

尚有一些罕见的特殊型眼震与前庭系统无关,属先天性或其他中枢性疾病所致,产生机制不明,很难进行分类及判断其临床价值。以下按眼震产生原因分别阐述。

二、生理性眼震

生理性眼震是动眼系统对不平衡刺激的一种正常反应,或眼球对动眼系统的刺激超过正常限度时出现的反应,包括末位性眼震和视动性眼震。

(一)末位性眼震

末位性眼震为急跳型眼震,常于眼球过度偏斜凝视时发生,当眼球极端向一侧斜视约 30s,外直肌持续收缩而疲劳,不能维持眼球的外斜位,因内直肌的拮抗作用而慢慢拉回休止位,为保持目标在黄斑上的影像,随即跳回原位,如此往返形成节律不规则、幅度细小、频率中等的急跳型眼震,快相向注视侧,当眼球侧视超过中线 45°时,50%～60%的正常人可出现此种眼震,每回出现 10～15 次而后消失,又称疲劳性眼震。故在检查眼震时,不能使眼球外展＞45°,以免出现末位性眼震,出现假阳性结果。

(二)视动性眼震

视动性眼震(OKN)是一种生理反射现象,当注视景物向一个方向连续运动所诱发急跳型眼震称 OKN,乘火车时注视车外移动景物可诱发此眼震,又称铁路性眼震,眼球注视并追随景物向一个方向移动是慢相,慢相与景物移动方向一致,快相与景物移动的方向相反,故乘车时快相与列车前进的方向一致。检查时受试者注视眼前移动之条带或手鼓,左右旋转出现水平眼震,上下旋转出现垂直性眼震,正常情况下,左、右或上、下 OKN 之幅度,频率相近似。

1. 机制

视动性眼震产生的机制至今尚无定论,一般认为,慢相为追随物体的固视反射,传入冲动经视网膜、视神经、视放射、枕叶视觉中枢;传出冲动经视放射深部、大脑脚、中脑顶盖区、网状结构、眼运动诸核,最终产生眼跟踪运动,实际是视觉固视反射,即 OKN 慢相。快相是大脑皮质纠正反射,传入冲动始于慢相末期,反向眼肌处于伸长状态,其本体感受器将冲动传至大脑,同时周边视网膜冲动将目标"纳入"黄斑区的冲动,经外侧膝状体至枕叶视觉中枢,再传至额叶 Brodmann18 区,传出纤维经额中脑通路至网状结构,最终达眼球运动诸核,作相反的扫视运动,即快相,现认为 OKN 的快慢相各有独立的中枢,快相中枢在额叶,慢相在枕叶。

2. 检查方法

视动刺激仪种类很多,归纳为 3 类:①手鼓或悬吊鼓,直径 30cm,高 70cm,鼓表面有黑白相间的条纹;②视动笼,直径 1.5m 之视动笼,受检者坐在笼内,面对黑白相间的幕布;③发光二极管排列电动控制的视动靶。根据视动刺激器的大小,受检者面对视靶距 50～100cm,最适宜转鼓速度为 30°～60°/s,先做顺时针旋转后做逆时针旋转。观察内容包括:①向左、右侧及向上、下转动时诱发的眼震幅度、速率是否相等;②有无快慢相颠倒。一般左右或上下 OKN 之频率和幅度相等为正常;一侧眼震减弱有优势偏向为异常。

3. 视动性眼震的结果评定及临床意义

(1)前庭末梢病变之眼震,对 OKN 无影响:虽 Dix(1980)报道,一侧前庭终器和前庭神经病变,可表现为向对侧的优势。但实际检查过程中,前庭功能受损的患者,并不影响 OKN,可能因前庭与视动两种眼震有不同的神经通路之故。

(2)OKN 对颅内占位病变有定位价值:OKN 有皮质和皮质下两条通路,皮质通路依赖于中心窝视力和完整大脑皮质;皮质下非跟踪的传导通路依赖于视网膜周边副视束和脑干,OKN 异常可能扫视也可能是跟踪紊乱,一侧大脑病变向健侧之 OKN 减弱,优势偏向于患侧;脑干病变,多数动眼神经核受损,结果很难解释,作者观察到脑桥小脑角肿瘤,患侧 OKN 消失或下降,优势偏向健侧;枕大孔区病变,常引起延髓尾部受损,自发眼震向下,OKN 表现向下优势。

(3)OKN 很难被抑制,新生儿有正常 OKN 表示有一定视力;可应用于眼科伪盲或官能性盲的鉴别。

(4)OKN 检查对前庭中枢、末梢及眼性眼震有鉴别价值,前庭末梢性病变引起之自发性眼震对 OKN 无影响,有时优势偏向自发眼震侧;前庭中枢引起之自发性眼震,病侧 OKN 减弱或消失,方向与正常人相同;先天性眼震 OKN 之方向与正常人相反。

OKN 检查方法及判断标准,国内外均未统一,目前主要是定性诊断,尚未达定量水平。

三、病理自发性眼震

狭义而言,当身体正坐位,眼平视前方,不加任何刺激,受检者自身存在的一种眼震称为"自发性眼震"。现主张用广义自发性眼震概念将凝视、体位变化、转颈诱发之眼震统称为自发性眼震。它是一种不自主有节律的眼球跳动,有急跳型和摆动型,急跳型有快、慢相之分,自发性眼震可分为前庭性与非前庭性两类;非前庭性包括生理性、眼性和药物性眼震。

(一)前庭性自发性眼震

1. 前庭末梢自发性眼震

系前庭终器和前庭神经受损引起之眼震,常见于中耳、内耳及前庭神经病变,临床采用六边形图简便记录自发及向各方凝视眼震,六边形图表示 5 个注视方向,在哪个方向出现眼震,以箭头表示。箭头表示眼震的方向,箭身表示眼震的振幅,箭尾表示眼震的速度。

前庭末梢性眼震之简便记录,无论向哪个方向看,眼震的幅度速度有变化,但方向无变化,是前庭末梢性眼震的特点。末梢性眼震闭眼时由于消除固视强度加大,持续时间短,1~2 周后消失,眼震快相和视物旋转方向相同,倾倒和指示偏差与眼震慢相方向相同,前庭末梢性眼震,易受视固定抑制,微弱的眼震不易察觉,可带＋20DFrenzel 眼镜,既可消除固视使眼震增强,也可使眼球放大便于观察。根据自发性眼震的特点,可作为临床诊断疾病的依据。

2. 前庭中枢自发性眼震

常见于小脑及脑干之炎症、肿瘤、畸形、椎-基底动脉供血不足及脑外伤等病变,如后下小脑动脉栓塞产生延髓外侧综合征,颅颈结合部畸形如扁平颅底、Arnold-Chiari 畸形及多发硬化症等病变产生前庭中枢性眼震,眼震平面多为单纯水平、垂直或斜形,频率较慢,强度视病变部位而异,越接近前庭末梢越强,特点为不疲劳型持续时间较久之眼震,方向常向注视侧,注视时加剧,遮眼时减弱,眼震和眩晕的强度与自主神经反射不成比例。小脑病变可损害视跟踪系统,出现扫视性跟踪,称"齿轮状跟踪"曲线;Arnold-Chiari 畸形小脑扁桃体疝出枕骨大孔,有持续向下跳的自发性眼震,伴步态不稳平衡失调。脑桥小脑角肿瘤脑干与小脑同时受损,常有注视眼震向健侧为小幅度、快速称前庭麻痹性眼震;向肿瘤侧为大幅度、慢频率称凝视麻痹性眼震,此种双相眼震称 Bruns 眼震,是脑桥小脑角肿瘤特有体征,有诊断价值。归纳前庭中枢与末梢自发性眼震的鉴别点见表 4-1。

表 4-1　前庭中枢和末梢性眼震鉴别

项目	中枢病变	末梢病变
眼震类型	水平、垂直、斜形或摆动	水平或水平旋转
频率	慢	快
强度	粗大	细小
方向	向中枢病变侧或双向	向健侧

项目	中枢病变	末梢病变
持续时间	不易疲劳,持续数月以上	易疲劳,不超过3周
固视	眼震增强	减弱或消失
倾倒	不定或向快相方向	向慢相方向
眩晕	轻或无	重
耳部症状	常无	常合并耳聋、耳鸣
其他脑神经症状	有	无

(二)非前庭性自发性眼震

非前庭性自发性眼震包括生理性、眼性和药物性眼震,生理性眼震已阐述,在此仅描述眼性眼震和药物诱发性眼震。

1. 眼性眼震

常是先天性的,出生时即有眼震存在但不被察觉。Cogan(1967)将先天性眼震分视觉缺损、运动缺损、隐性和周期交替四型,前两型又属眼源性眼震,即视觉障碍性眼震和眼球运动障碍性眼震。

(1)视觉障碍性眼震:分中心视觉障碍或视觉传入结构障碍二种,前者常见于角膜混浊、先天性白内障、高度屈光不正等导光系统疾病;后者如视网膜萎缩或剥离、黄斑部瘢痕及视神经萎缩等原因。在向前方注视时,常出现无快慢相眼摆动,向两侧注视时可变为急跳型眼震,幅度大,频率和节律随视觉障碍程度而异,快相向注视侧为原发运动,缓慢自动回到中间位是继发的慢相,病程较长,不伴前庭症状,婴幼儿视力差者常有此眼震。患者看书过久可伴发与眼震同步方向相反的摆头动作,以保持视网膜黄斑对准视标,借以维持最好视力。

矿工性眼震:也是视觉障碍诱发的眼震,长期在昏暗环境中工作者,因黄斑部视力不足造成眼肌和视网膜疲劳,两眼视轴不断移动而引起眼震,20世纪20年代英国医生根据该体征多见于矿工而命名为"矿工性眼震",在光线充足环境中可逐渐消失。

(2)眼球运动障碍性眼震:常为先天性眼震,主要因为传出机制障碍而眼运动不平衡所致,表现为水平急跳型或摆动型眼震,虽为双相运动,但左右侧不对称,为使视轴处于中性位而形成特殊头位,此时视力最好;亦有患者靠头部摇动维持眼球中央凝视位,保持清晰视野。患者无主观振动幻视,闭目时眼震消失或减弱。视动中枢检查呈齿轮状Ⅲ型跟踪曲线;OKN常呈反向,因视跟踪转鼓方向与自发眼震的代数和形成快相,两者相反运动的代数和形成慢相,正好与正常人OKN相反,根据以上特点,先天性眼震容易诊断,很少需要治疗,50%能自行改善。

(3)潜在性眼震:原因不明,常见于视觉功能和眼肌功能障碍者,遮其一眼可出现眼震,呈水平型向遮蔽侧,掩盖视力较差侧或双侧都掩盖则不出现眼震,此种眼震可持续终身。

2. 药物诱发性眼震

可诱发眼震的最常见药物为巴比妥类、组胺、苯妥英钠、乙醇、阿片等,各种药物所产生眼震均相似,可同时为水平和垂直性。低剂量巴比妥中毒影响平稳跟踪,出现扫视跟踪及 OKN 异常;中等剂量出现向注视侧水平眼震;大剂量出现向上眼震,很少有向下垂直眼震;冰水刺激之眼震比头眼反射眼震消失迟,当中毒达轻度昏迷程度者,冷水刺激一耳时,可产生向同侧慢相而无向对侧快相,若中毒昏迷严重抑制脑干功能,慢相也不出现,若巴比妥中毒冷水能诱发眼震者,表明大脑联系完善。临床上常利用眼震判断苯妥英钠在血液中的浓度。耳毒性药物如氨基糖苷类中毒可引起急性前庭症状,包括眼震及自主神经反应,代偿形成后症状才消失。药物性眼震并无一定规律,均应密切注意用药史并采取相应处理措施。

(三)罕见眼震及眼动

此类眼震及眼动与前庭系统无关,属先天性或其他中枢病变,在做眼震检查时应加以区别,仅述几种常见的眼震及眼动。

1. 少见的异常眼震

(1)下跳眼震:最常见原因为颅底枕颈结合部病变,如扁平颅底,小脑扁桃体下疝(Arnold-Chiari 畸形),使延髓下部或颈髓上部受压。一种为典型凝视麻痹性眼震,另一种发生于向下凝视时,其快相向下,向下凝视时更明显,患者最大苦恼为振动幻视。

(2)核间性眼肌麻痹:即共济失调性眼震,又称内侧纵束综合征,正常人眼内收比外展快,而此种患者,眼从正中向双侧跟踪视靶移动时,病变侧内收不全麻痹,该眼外展时出现一连串急跳眼震,但集合运动时有正常内收力,临床上不易与展神经麻痹鉴别。Spiller(1924)认为该综合征系被盖广泛破坏影响到内侧纵束引起双侧核间性眼肌麻痹,常见于脱髓鞘病变,单侧多见于血管病变,因脑干血管中央无交叉,穿通支梗死可引起单侧病变,所有核间肌麻痹者扫视异常,跟踪基本正常,做冷热或视动试验时,快相向外展眼时增强,用眼震电图能更早更精确地检出本征,用其证实不明显的外展眼震是有益的。

(3)翘板样眼震:特点为一眼上升并向内扭转,另眼向下向外扭转,眼震周期基本恒定,频率有变化,机制不清,多数患者有双颞侧偏盲,病变常在蝶鞍或第三脑室,如颅咽管瘤、垂体瘤(1986)报道小脑扁桃体下疝可出现此眼震,视力及视野正常。

(4)聚合退缩性眼震:非真性眼震,系所有眼外肌协同收缩,且因内直肌优势力量而出现集合运动,有集合及退缩两个动作同时或单独出现,常见于顶盖板前区特别是松果体和丘脑之肿瘤。

(5)周期交替性眼震:周期交替性眼震为水平或水平旋转急跳性眼震,开始幅度大,随后减弱,持续 1~6s,继以无眼震期 4~20s,然后再次出现方向相反眼震,如此反复成为周期性。眼震常有一侧方向的优势,病因不清,很多典型周期交替性眼震患者有共济失调等小脑病变体征,多数患者有脑外伤、椎-基底动脉供血不足、脑炎、梅毒、多发硬化症、Arnold-Chiari 畸形等。

(6)反跳性眼震:Hood(1973)等报道,小脑疾病可出现反跳性眼震,特点为当眼从中央向一侧偏 30°时,出现急跳眼震,经 20~30s 后衰退,振幅和速度减慢,眼急速回到中央,然后向对侧发生急跳眼震;有时眼还处在偏斜位时就发生反向眼震,机制不清,一种解释是受抑制侧眼肌反向亢进,向一侧凝视时眼回到中央,原先抑制侧反而兴奋,形成反跳眼震,可见于小脑萎缩、枕大孔区疾病、脑血管疾病和药物中毒。

2. 异常眼震样眼动

异常眼动，很像眼震实际不是眼震，统称眼震样眼动。

(1)视测距障碍：其特点为眼球扫视时出现超越目标的过冲，尤其是向中心位时更甚，且发生代偿性眼球摆动，直至终点达目标时才停止；亦可出现扫视不足，称欠冲，类似肢端运动测距障碍，常见于小脑疾病患者，正常人可出现轻微扫视性过冲和欠冲。

(2)眼球扑动：为短促的爆发性快速水平眼球摆动，于努力做固视，再固视时发生。扑动可发生于原位，有明显的不稳定性，此乃小脑对眼位维持系统失去控制的表现，提示小脑或血管病变；机制不清，Zee推测脑桥中止细胞反应迟缓而产生眼扑动。

(3)眼阵挛：发生于各平面、大振幅、混乱无序的眼动，这种持续失调的眼运动，是精细扫视运动受损的表现，常伴有共济失调和其他小脑体征。可发生于神经母细胞瘤的患儿，预后不良，成人见于脑部转移癌，病理检查常发现小脑齿核部位有改变。

(4)眼肌和腭肌阵挛：眼阵挛伴非自主、有节律性腭肌颤动，伴腮源性肌肉如喉、面、膈肌同步阵挛；眼阵挛可为摆动或旋转性，频率为40～200次/min，入睡后眼阵挛消失，醒后又出现。据报道，此类患者对冷热试验无反应，亦有报道快相消失，慢相存在。最常见的原因是脑血管意外，但脑部肿瘤、外伤、多发硬化症亦可引起。

四、位置性眼震

Barany(1910)发现有些患者在一定体位出现眼震，称为位置性眼震，有的人在缓慢改变头位不出现眼震，快速改变头位时发生眼震称为变位性眼震，其属隐匿型自发性眼震，广义而言将改变体位引起之眼震都归于自发性眼震之范畴。位置性与变位性眼震产生机制尚不清，一种认为位置性与变位性眼震是同一疾病的不同表现；另一种见解认为两者病理基础不同，位置性眼震是特定头位重力作用引起的；变位眼震是变动体位刺激半规管或囊斑引起的。

(一)位置性眼震检查方法

1. 位置试验

应在暗室睁眼条件下进行，改变体位要慢，每个体位至少观察20s，检查过程中受检者直视前方同时做心算，位置试验时受检者取端坐→仰卧→左侧卧→右侧卧→头悬位。

2. 变位试验

即Hallpike试验法。受检者取端坐位，头向左转45°，检查者一手扶头部，令其迅速平卧位头低于床面30°，另一手示指提供固视点，以便观察眼震；然后回到坐位头右转45°，迅速平卧位，最后头悬垂在床沿外低于床面30°，每个体位观察10～15s，或直到眼震消失。

(二)位置性眼震的分类

目前尚无公认的分类方法，Nylen根据位置性眼震的主要表现，将其分为3型，Ⅰ型眼震方向随头位改变而改变，多见于中枢性病变；Ⅱ型眼震方向不变，即不论单一头位或多种头位出现眼震，其方向不变，多见于前庭末梢病变；Ⅲ型眼震方向有时改变有时固定，或在同一头位不同时间出现眼震方向不同。Aschan对Nylen分型法加以修改，AschanⅠ型：眼震持久，眼震方向随头位改变而改变，多为中枢性病变；AschanⅡ型：眼震短暂，不论多种头位或单一头位检查，眼震方向固定不变，多见于末梢性病变；AschanⅢ型：眼震变异较大，中枢及末梢病变均可出现Ⅲ型眼震。

(三)位置性眼震的临床意义

(1)位置性眼震存在是前庭系或累及前庭系的器质性疾病的客观表现。

(2)一些前庭终器疾病从自发性眼震转变为位置性眼震,表明病情趋于缓解。

(3)位置性眼震方向可提示患耳的前庭功能状态,快相指向患耳表明该耳前庭功能处于激惹状态,快相指向健侧表明其功能处于抑制状态,位置性眼震特点有助于鉴别前庭中枢与末梢病变,见表4-2。

表 4-2 末梢与中枢位置性眼震的特征

末梢性	中	枢性
潜伏期	2～10s	无
持续时间	30s以内	持续1min以上
疲劳性	重复试验,眼震消失	重复试验,眼震不消失
位置	仅见于一种头位	见于多种头位
方向	方向固定向一侧	方向随头位改变
眩晕	常伴眩晕	无或轻度眩晕
构成比	85%～90%	10%～15%

目前学者们根据上表区分中枢与末梢性眩晕,具体标准意见尚不统一,末梢病变的潜伏期有人定为2～10s,有人定为3s;持续时间久暂的界限,多家标准不一,Hallpike定为20s;Frenzel定为30s;Linsay定为60s;疲劳问题一般以3次重复该诱发头位,仍有明显眼震为不疲劳型。全面评估位置性眼震的临床表现,在定位诊断方面较眼震分型更有价值。

五、诱发性眼震

眩晕疾病诊断分三个步骤:采集病史、自发体征检查和诱发体征检查,急性期自发性眼震和其他症状可帮助确诊,当前庭病变进展缓慢,或前庭受损的同时出现代偿,自发性眼震隐匿难见,则采用人为刺激诱发眼震可达诊断之目的。诱发眼震属无条件反射,检查结果是不受意志控制的客观反射,常利用旋转或冷热刺激引起内淋巴液流动,出现眼震,反射弧中任何环节障碍引起各具特点眼震,借以分析前庭系功能状态及病变部位。前庭终器激惹状态时,诱发反应亢进,抑制状态时诱发反应减弱。诱发试验方法繁多,最常用的为冷热、旋转和直流电试验,仅介绍应用价值较大的诱发试验。

(一)冷热试验

1. 冷热试验机制

冷热刺激产生迷路反应早已被认识,Bornhart用冷水刺激鸽半规管,产生迷路破坏样行为,与Flourens(1824)经典论据"任一半规管破坏引起同一平面眼动"之观察不谋而合。20世纪初Barany才将冷热试验应用于临床,他认为前庭反应是基于物理学说"热胀冷缩"原理。冷刺激使内淋巴液流动产生眼震,出现眼震方向及平面符合Ewald工定律,即外半规管内淋巴液向壶腹侧流动为兴奋,背离壶腹侧为抑制;垂直管则与之相反;Ewald Ⅱ定律眼震向兴奋侧,故右耳冷水灌注眼震向左。冷水注入右耳道,外半规管内淋巴背离壶腹侧流动,慢相向右侧(箭头),快相向左侧。

2. 冷热试验的方法

临床最常用 Kobrak 小量冰水灌注法及 Hallpike 冷热试验法。

(1)Kobrak 法:受检者取坐位,头前倾 30°,用 5mL 冰水直接冲在鼓膜后上方,稍待片刻即出现眼震,持续 100～150s,两侧反应应相等,如无反应,将冰水递增至 10mL、15mL、20mL 直到 30mL 也无反应则认为该侧半规管瘫痪。此法只是半规管功能定性不是定量检查法。

(2)Hallpike 冷热试验法:受检者仰卧头抬高 30°,使外半规管处于垂直位,热水为 44℃,冷水为 30℃,保温水箱高于测试耳 60cm,灌水管头内径不小于 4mm,水流速度为 40s 内不少于 250mL,记录冲水开始至眼震消失时间,先用热水后用冷水分别测试双耳共灌注 4 次,记录方法按 Hallpike 规定格式。

3. 结果判断

正常人左耳冷热反应总时值与右耳冷热反应总时值基本相等,若差别大于 40s,提示总时值较小的一侧有半规管轻瘫(CP);正常人右向眼震总时值应与左向的总时值基本相等,若差别大于 40s,提示眼震有向总时值较大一侧的优势偏向(DP),曾认为 DP 有定位价值,颞叶病变 DP 向同侧;椭圆囊病变 DP 向患侧,在临床实践中并不能凭 DP 肯定病变侧别,故对 DP 看法不一,现认为其无肯定定位价值,与自发、位置性眼震一样应结合其他检查结果综合分析。

(二)旋转试验

1. 原理

人体旋转时驱使内淋巴液流动,根据壶腹嵴偏移的方向,刺激或抑制前庭毛细胞而诱发眼震向同侧或对侧,外半规管壶腹嵴动纤毛在椭圆囊侧,而前、后半规管壶腹嵴之动纤毛在管侧,当壶腹嵴向动纤毛侧偏斜时,为去极化呈兴奋状态;反之为高度极化呈抑制状态。旋转试验时两侧半规管同时受刺激,如做顺时针转时(向右),因惯性内淋巴液呈逆时针旋转(向左),右侧外半规管壶腹嵴向椭圆囊侧倾斜,即向动纤毛侧呈兴奋状态,按 Ewald Ⅱ定律,眼震向兴奋侧,出现右向水平眼震,骤停后内淋巴液继续流动,旋转后眼震方向与旋转过程中相反,出现左向眼震。

2. 检查方法

(1)Barany 旋转法:Barany(1907)最早使用手摇旋转椅,受检者坐旋转椅上缚安全带,头前倾 30°,使外半规管与地面平行,转速为 1 圈/2s,转 10 圈,骤停后眼震持续 25～30s,两侧相差不能超过 5s,此法刺激强且不能定量,现很少应用。

(2)壶腹嵴顶敏度图检查法:以 0.5°/s² 加速度递增分别上升到 30°/s、60°/s、90°/s 角速度,恒速 1min 后骤停,观察旋转后眼震持续时间及反旋转知觉时间,此法费时,结果局限,现很少采用。

(三)直流电刺激试验

1. 机制

一定强度直流电通过耳部时,既可引起平衡失调也可诱发前庭性眼震及眩晕。Bruer 认为前庭终器是直流电作用部位,但 Marx 将动物迷路完全破坏,直流电反应仍存在,临床证实内耳功能丧失者直流电反应仍存在,可能直流电直接作用于前庭神经,作用机制不清,大多数学者认为,眼震是电流刺激产生之极化效应,作用于前庭中枢及前庭神经节细胞,从阴极发出电子流对前庭神经有刺激作用,增加神经的生物电活动,而阳极减少生物电活动,故快相向阴极侧。直流电试验主要用于区别前庭终器与前庭神经以上病变。

2. 操作方法

(1)单耳法:阴极置于测试耳乳突或耳屏前,阳极置于颈或前额正中,电流强度从零起逐渐增大,分别记录出现眩晕感,眼震及倾倒感毫安(mA)数。

(2)双极法:阴极和阳极分别置于两侧乳突或耳屏前,作耳机样固定,从零起逐渐增加电流,分别记录出现眩晕感、眼震及倾倒感的毫安数。

(3)直流电人体摇摆试验(GBST):通过前庭脊髓反射观察平衡功能,用微弱直流电诱发人体平衡失调,受检者立于平衡台上,单耳法 0.2mA 刺激后出现向阳极侧摇摆,转换电极后产生向对侧摇摆,反复 10 次计算重心摇摆结果,此试验临床意义尚无结论。

3. 结果评定

计算眼震出现毫安数,毫安愈小表现前庭功能的灵敏度愈高,正常人双极法电流 2~4mA 即可出现眼震,两耳差在 2mA 以内;5~8mA 以上才出现眼震为前庭功能低下;8mA 以上皮肤产生灼痛感,仍无眩晕及眼震者,判断为前庭功能丧失。主要临床价值在于前庭病变定位,冷热水试验无反应者,直流电反应正常,表明病变在前庭终器,直流电无反应者表明前庭神经已退变。

眼震是前庭系统疾病的重要体征,因受固视的影响,前庭性眼震不能准确地观察,佩戴+20D的 Frenzel 镜,可消除部分固视抑制,但不能做定量分析,目前国内外采用眼震电图记录法,可精确记录眼震,并进行各项参数定量分析。

第二节　眼震电图

前庭终器通过前庭神经核发出二级神经纤维与大脑、小脑、自主神经、眼动及脊髓神经有广泛的组织和功能上的联系,鉴定前庭功能状态,单凭 1~2 项检查很难全面。近 40 年来前庭系统检查有很大进展,开展了眼震电图(ENG)和人体平衡台姿势图的系列检查,对了解前庭系统功能状态、眩晕患者的诊断、鉴别诊断、前庭代偿情况和判断预后等方面有重要作用。在 19 世纪初(1825 年)Flourens 发现一个半规单独受刺激产生同一平面的眼震,国人称之为佛劳伦定律。1893 年,Ewald 发现,外半规管内淋巴流向壶腹为强刺激,后半规管流向壶腹嵴为弱刺激,称 Ewald 第一定律;国人称爱德华第一定律;其诱发的眼震与受刺激较强的半规的方向一致,该现象称爱德华第二定律。

一、眼震电图描记的发展史

Schott(1922)发现眼球运动时眼眶周围有电位变化。Meyers(1929)认为是眼外肌动作电位，Mowrer(1936)则明确证实其为角、网膜间电位差，所绘成的图形，Meyers 将其称为眼震电图，Carmichael 建议称为眼动电图(EOG)，EOG 有更广泛的意义，包括眼震在内的任何眼动，但临床仍习惯用 ENG。Heriksson(1955)设计了测定眼震慢相速度的电装置，Aschan(1956)、Jongkees(1964)对眼震电图的临床应用进行了广泛研究，微型计算机问世后，淘汰了机械热笔、喷水笔记录系统，直接用计算机 A/D 卡采集和处理信号，直接打印出眼震、眼动图形，不仅可分析直接参数，而且可分析间接参数并建立前庭眼动反射的数学模型，提高了眼震电图的应用价值。20 世纪 90 年代视频眼震仪(video-ENG，VNG)的问世，克服了 ENG 只能二维记录的缺点，可以在视屏上直接观察眼球的立体三维运动。

二、ENG 的原理

眼球为一双极性球体，角膜荷正电，网膜荷负电，两者构成一电位差，变化在 $200\sim1200\mu V$，电轴与视轴一致，正视时电位差约 ImV，在眼周构成一电场，眼球运动时眼周电场发生相应变化，两电极间电压差与眼球位移呈线性函数关系。眼球移动所产生电压变化很小，每度约 $20\mu V$。眼球运动产生的角、网膜电位差有很大个体差异，同一人在不同时间、不同环境也有很大差异，眼球呈旋转运动时，即沿视轴转，不发生电位空间变化，两电极之间不引起电位差，故 ENG 不能记录旋转性眼震。眼震电图仪基本组成包括：①信号调节器，检出信号中有用部分，滤过干扰信号；②前置放大器，将输入信号电压放大；③功率放大器，将提高的电压转换成推动输出转换器所需电流，推动描笔位移；④输出转换器，将电流转换为描笔位移，记录装置将输入信号描记成图形。眼球运动时眼周电流相位变化，经放大后以图形方式记录即眼震电图。眼球运动为一独立系统，与前庭系统有密切的神经纤维联系，脑干及小脑病变常同时损害眼动及前庭两个系统，且前庭功能状态是通过眼球运动反映出来，故 ENG 中包括视动中枢检查，可弥补前庭系统检查的不足。

三、常规 ENG 检查程序及注意事项

1. 检查前准备

通过采集病史及临床检查，确定须做眼震电图者，查前 $24\sim48h$ 禁止饮酒或使用中枢神经兴奋药或镇静药，避免因前庭神经的激惹和抑制而产生药物性眼震。

2. 电极安装

记录眼震的电极相当于换能器，将眼周的电位差输送到前置放大器。电极经导电膏与皮肤接触，为减少干扰，防止基线漂移，眼周用乙醇、乙醚混合液脱脂后装银/氯化银电极(Ag/AgCl)，常用直径 1cm 的碗式电极，皮肤电阻应小于 5000Ω。用二导联分别记录水平、垂直眼震，水平电极置于双眼外眦稍外 0.5cm 处，垂直电极置右眶上下缘眼球中心垂直线上，地极置前额以消除脑电及 $50Hz$ 交流电干扰，若双眼分别记录，除电极数随导联增加外，还需多导记录仪记录。

3. 放大器的调节

前置放大器可采用直流和交流放大，直流放大如实反映眼球位置，但基线不稳，交流放大无此缺点，但电容一电阻充电放电的影响使输出电压衰减而致信号失真，常需特定时间常数，ENG 以慢相速度变化为主要依据，其时程为 $200\sim1000ms$，平均 $600ms$，为减少失真所需时间

常数至少为信号时程的 5 倍,故眼震电图仪采用交流放大时,所需时间常数至少应为 3s。

4. 调整标准电压

利用标准电压信号观察描笔偏移程度,调整至标准电压(100mV)输入时描笔偏移 5mm 以上,记录纸走 10mm/s。现已用微机与眼震电图仪联机,计算快速而精确,可以摒弃此程序。

5. 避免 50Hz 交流电干扰

受试者应在静电屏蔽室内受检,工作环境应远离高压电源如电梯、X 线摄影室,在暗室或半暗室条件下检查,可避免注视引起眼震受抑制,检查过程中被检者应进行心算。

四、检查项目

ENG 通常包括四个侧面的检查:①自发和位置性眼震;②前庭诱发眼震,常采用旋转试验或冷热试验;③视觉对前庭眼震的抑制情况,即固视抑制试验;④视动中枢试验。每个侧面包括 1~4 项检查,为减少受检者体位变化,具体检查项目及顺序如下。

(一)定标试验

定标试验又称视测距障碍试验,ENG 检查前应做定标测定评价眼动系统快速跟踪目标的能力,眼要从一个注视点移到另一注视点,眼球需急速跳动,使运动的物像准确地落在黄斑部,定标目的:一是观察眼球扫视运动有无异常,包括眼肌运动和中枢病变引起的异常眼动;二是 ENG 中需对眼球的位移定量,根据定标值测出眼震慢相角速度大小。按三角函数 tan 定标,$tan10° = x$(对边)y(邻边)$= 0.176$;设视距 y 为 100cm,则 $tan20°$ 时,左右灯的距离应为 35.3cm。一般采用 20°定标,先测出受检者眼球移动 20°时描笔偏转的高度,受检者视线从右侧光标移到左侧光标时,眼球偏移 20°,描笔偏移高度为 20mm,具体操作中很难达到如此准确,若眼球偏移 20°,描笔偏移 22mm,则眼球位移 $1mm = 20°/22mm = 0.91°$,常称此值为定标值,用此值换算慢相角速度(SPV),将毫米换算为度数。原采用手工计算法及画线法,现计算机亦根据此公式计算 SPV。

1. 手工计算法公式

慢相速度=频率×平均幅度=(次数/时间)×(总幅度/次数)×定标值。若高潮期 10s 内眼震 20 次的总幅度为 150mm,平均定标值为 20°=22mm,则计算出 $SPV = (20 次/10s) \times (150mm/20 次) \times (20°/22mm) = 13.6°/s$。

2. 画线法

沿慢相画延长线,在 1s 时取上、下端截点的高度,即为该眼震波的幅度,如测得波(1)幅度为 10mm,定标值 $1mm = 0.91°$,则 $SPV = 9.1°/s$。波(2)1.8s 之幅度为 16mm,则其 $SPV = 16mm/1.8s × 0.91°/s = 8.1°/s$。

小脑病变时捕捉光点障碍,视测距不良,常出现眼球动作过度或不足,称过冲或欠冲;脑干病变时,扫视潜伏期延长,眼速减慢;正常人和前庭末梢性病变,为规则之方形波。

(二)自发性眼震

患者端坐位平视前方,睁眼及闭眼各记录 30s,正常无眼震出现,若有眼震,再向左或右 30°处各凝视 30s,观察自发性眼震增强或减弱,闭眼后眼震增强为末梢性病变;减弱为中枢病变。眼源性为摆动性眼震,向左右凝视可出现向该侧急跳眼震,闭眼消失。脑桥小脑角听神经瘤的自发性眼震,向病侧及健侧均出现眼震,向肿瘤侧(左)为粗大凝视麻痹性眼震;向对侧(右)为前庭麻痹眼震,称为 Bruns 眼震,是脑桥小脑角肿瘤特有的眼震。

(三)凝视眼震

检查眼位维持系统的功能,受检者端坐,正视前方,凝视右、左、上、下各 30°之灯标,注视 15～20s,记录有否眼震出现。正常及末梢病变无凝视眼震;脑桥小脑角肿瘤可出现凝视眼震,侧视 30°位若有眼震,再凝视 20°位。当眼球向侧凝视超过 45°时,约 50% 正常人出现生理性末位性眼震,服巴比妥类药物可引起凝视眼震。

(四)平稳跟踪试验

平稳跟踪试验是为了检查视平稳跟踪系统的功能状态,令受试者固视一个左右摆动的视标,摆动幅度约为 20°,摆动速度不超过 40°/s～50°/s,描记下眼球运动的轨迹,Benitze 将其分为 4 种图形,Ⅰ型为光滑正弦曲线;Ⅱ型是在 Ⅰ型曲线基础上叠加眨眼波;Ⅲ型系在正弦曲线上叠加扫视波,呈齿轮状曲线;Ⅳ型为紊乱波形,已非正弦曲线。Ⅰ型、Ⅱ型为正常或末梢病变,Ⅲ、Ⅳ型为中枢病变。

(五)视动性眼震试验

视动性眼震试验(OKN)是为了检查视动系统功能状态,视动装置诱发出之视动眼震分为水平性和垂直性两种,为生理性眼反射,其慢相为追踪反射所引起,由跟踪系统完成,其快相为大脑皮质的矫正反射,由扫视系统完成,正常人左右向眼震相等,如出现视动性眼震两侧不对称,表示中枢病变,末梢性病变不影响视动性眼震。

(六)位置性眼震

在不同体位下诱发的眼震称为位置性眼震试验,常规采用 5 种头位进行检查,每个头位记录 30s,注意缓慢改变头位,不能快于 1s,头与躯体一起变换,避免加速度及颈性眼震的出现,60%～80% 的正常人,可记录到个别头位摆动速度<3°/s 的位置性眼震,凡摆动速度>3°/s 或数个头位出现方向不一致的眼震均为病理性眼震。

(七)变位性眼震

变位性眼震试验又称位置运动试验或 Dix-Hallnike 变位试验,快速改变头位,反复试验,出现水平眼震并有疲劳现象表示末梢病变;出现垂直眼震无疲劳现象表示中枢性病变。

(八)旋转试验

1.脉冲旋转试验

头前倾 30°,以 1°/s²～4°/s² 角加速度旋转,记录旋转中眼震,其方向与旋转方向相同,至 90°/s 恒速转动至眼震消失后立即骤停,记录旋转后眼震,其方向与旋转中相反,测定眼震持续时间及慢相角速度,并计算左右不对称比值。角加、减速度为半规管之适宜刺激,由壶腹嵴感受刺激,经神经反射使相应的眼外肌兴奋,产生眼球位移即慢相,前庭冲动同时传入旁中脑桥网状结构,达阈值后发出相反的冲动,使已兴奋的眼动神经元抑制,与之拮抗的眼动神经元兴奋,即产生快相,如此"循环"形成连续的眼震。用慢相速度计算优势偏向(DP),Haimd(1991)认为旋转试验正常左右向眼震 SPV 比值差在 15% 以内,大于此值则 DP 较小侧半规管功能低下。

2. 摆动旋转试验

用摆动椅检查,最大摆动幅度为 90°,周期 4～20s,正常人眼震方向与转椅方向一致,左右向眼震强度一致,如不对称表示有方向优势,其结果与旋转试验一样为双耳功能之综合反应。正常左右比值在 15% 以内。

3. 正弦谐波加速度试验(SHAT)

Wolf1978 年提出 SHAT,1990 年美国 ICS 公司生产 RVT-50 系统仪,先向一侧以匀角加速度旋转,达峰速(50°/s)后,再以角减速度旋转直至到零,选用 0.01～0.64Hz 倍频的频率旋转,计算机提取位相、增益、左右对称性三项参数,位相指头位与眼位之间的关系,相差 180° 为零位相值以度为单位;增益指转椅的峰速(即头位移)与眼峰速(眼球位移)的比例,正常在 0.88～1.02;对称性为左向最大 SPV 减去右向 SPV 除以左右向 SPV 之和,用百分比(%)表示,正常值在 ±15%,+ 为右侧优势,一为左侧优势。三项参数中位相异常最为常见,增益异常次之,对称性异常率较低。末梢病变早期双侧明显不对称,随病变恢复,不对称缩小。中枢性病变早期不对称缩小,随病情发展不对称增强,与末梢病变相反,可作为鉴别诊断根据。旋转试验为生理性刺激,缺点是同时刺激两侧半规管,判断病变侧别不如冷热试验精确,但能判断前庭系整体功能状态及损失后前庭代偿的程度。在判断病变侧别方面,单频电动旋转试验与冷热试验吻合率只有 60%;但 Hamid 用谐波即 SHAT 吻合率可达 96%,该检查法刺激定量,重复性好,反应敏感客观,参数有增益、相位延迟及对称性三项。SHAT 与冷热试验之吻合率高,提高了半规管检查的精确度。

前庭刺激可做重振与减振试验,当弱刺激旋转试验出现优势偏向,强刺激优势偏向减弱或消失称前庭重振,提示前庭末梢病变;若一般强度刺激并无优势偏向,刺激强度增大才出现优势偏向,称前庭减震,多见于中枢性病变。

(九)冷热试验

冷热试验最大优点是可分别评定每侧半规管功能状态,Hallpike 法为公认的基本方法,受试者平卧,头抬高 30°,按一定顺序每次向耳道内注入 44℃ 或 30℃ 水 200mL,并记录每一次眼震方向、潜伏期、持续时间、频率、平均幅度和最大慢相速度,SPV 为最可靠参数,以 °/s 为单位,取眼震高潮 10s 的波形计算 SPV。然后按 Jongkees 公式计算双侧不对称比值(CP)及优势方向(DP)。Jongkees 公式如下

$$CP = \frac{(RW+RC)-(LW+LC)}{RW+RC+LW+LC} \times 100$$

$$DP = \frac{(RW+LC)-(LW+RC)}{RW+LC+LW+RC} \times 100$$

其中,RW 为右 44℃ 诱发之 SPV;RC 为右 30℃ 诱发之 SPV;LW 为左 44℃ 诱发之 SPV;LC 为左 30℃ 诱发之 SPV;CP 值在 25% 以下、DP 值在 30% 以下为正常范围。

(十)固视抑制失败试验

固视抑制失败试验是在行冷热试验中进行视抑制试验(VS),前庭与视网膜间存在着反馈性抑制弧,绒球对来自前庭的信息在通往动眼神经之前应用视追踪信息加以抑制。方法:冷热诱发眼震高潮期即眼震出现后 60～70s 时,令受检者注视前方灯标,正常人及末梢病变者受视

固定影响冷热诱发眼震减弱或消失,中枢病变者眼震不被视觉抑制或反而增强,称为固视失败,现已量化 VS 值,计算公式为 VS＝(a－b)/a×100,式中:a 为闭睁之 SPV,b 为睁眼之 SPV。VS 值≥50％为正常;10％～50％为减弱;＜10％为消失;负值为固视时眼震增强。

(十一)冷热试验各参数分析

冷热试验各参数中,慢相角速度(SPV)最稳定,最有价值,有学者认为其代表半规管壶腹嵴偏斜的程度,故用其代表半规管的功能。

SPV 有几项参数目前已取得以下一致意见。

(1)冷热水或空气刺激半规管时,若双侧之 SPV≤6°/s 为双侧半规管功能低下或减弱。

(2)冷热水或空气刺激半规管时,若冷刺激 SPV≥60°/s,热刺激 SPV≥80°/s 为反应过强。

(3)双侧不对称比值:单侧减弱(UW)或管麻痹(CP)≥25％为不正常,20％～30％范围可根据其他材料定夺半规管功能。

(4)方向优势(DP)的百分比正常为 30％(R 或 L),范围 25％～50％。

(5)固视指数(FI)或视抑制值应≥50％。

五、影响 ENG 质量的因素

影响因素来自眼外电极、中枢状态及眼震仪内外噪声。

(一)眼球外电极影响

眼周电场除我们需要的角网膜电位外,还有眼肌、面部肌肉活动电位及颈肌扩散电位,常见的影响电位如下。

1. 瞬目波

在记录过程中常出现瞬目波,特点是频率不规则,可单个也可连续,一般出现在睁眼时,其波形较大容易辨认,明显表现在垂直导上,水平导也可出现微小同步快相。单个瞬目波是骤然出现方向向上急速达高峰,时间不超过 0.2s,然后是描笔复位波,利用垂直导可识别水平导上的瞬目波。

2. 眼睑震颤波

受检者闭目情况下不自主出现眼睑震颤,其特点是频率快,幅度小不规则波形,主要在垂直导上很难消除。

3. 闭眼

可抑制眼震,闭眼时出现 Bell 现象,即眼球向上移位,加之眼睑对眼球压迫,使眼震减弱,故应在半暗室,戴眼罩,睁眼检查为宜。

(二)中枢状态的影响

1. 精神状态

大脑皮质活动状态对诱发眼震影响明显,嗜睡或松弛状态可明显抑制眼震使之不规律,令受检者心算或回答问题,转移大脑注意力则容易出现规则眼震波。

2. 药物影响

镇静药巴比妥类、抗组胺类药物,能抑制皮质活动,对眼震有抑制作用,因此检查前应当停止使用这类药物。

（三）眼震电图仪机内外噪声影响

机内噪声不能过大,否则使记录出现波形畸变。眼震仪内都设有防干扰线路。机外干扰最常见的是电压不稳和 50Hz 电场,室内日光灯和周围电机设备可产生杂乱干扰波,最简单的消除方法是用稳压器,仪器应与地线相接,必要时采取屏蔽措施。

六、眼震电图的诊断价值及临床意义

ENG 本质上与心电图、脑电图、肌电图一样是人体生物电图像,在疾病的诊断中起辅助作用,可根据 ENG 的特点判断病变部位。当观察或记录到自发眼震时,应甄别其源于眼性或前庭性的,若判为前庭性眼震,尚需区别其源于前庭中枢还是末梢性病变。

临床除通过自发性眼震的特点进行鉴别诊断外,尚可通过前庭诱发试验及视动中枢功能检查,确定病变部位、侧别、损害程度。目前视动中枢功能检查,已由定性检查发展到定量检查。前庭功能与视动功能联合检查法,如视前庭眼动反射(VVOR)及前庭眼动反射固视试验(VOR-fix)等项目研究,为脑干功能状态提供重要的信息。前庭外周病变视动中枢检查无异常,而脑桥小脑角、脑干及颅后窝病变,视动功能常异常,如扫视有过冲或欠冲现象、跟踪呈现齿轮状Ⅲ型曲线、视动眼震减弱和固视能力下降,肿瘤越大视动功能异常越明显,临床上有时因 ENG 异常再行脑 CT 或 MRI 检查而确定诊断,故 ENG 检查已成为耳神经系统病变不可缺少的检查项目。ENG 检查一可判断前庭功能正常与否;二可判断病变侧别;三可判断前庭损伤在中枢还是末梢。位于内听道之小听神经瘤与长至脑桥小脑角的大听神经瘤 ENG 呈现不同的图形,故 ENG 对判断肿瘤部位、大小及确定手术方案有指导意义,是重要的辅助诊断方法。

七、不同频段的前庭功能检查

从最初的冷热试验开始,不同频段的前庭功能检查方法不断出现,这些检查方法对应不同频段的前庭功能,而不同的疾病可能损伤不同频率的前庭功能,因此,对不同频率的检查结果进行综合分析,有助于诊断疾病和加深对疾病病理生理基础的认识。因为不同的检查方法对应频率不同,在同一患者的结果评价不一定相符,应将结果的差异当作互为补充的内容进行分析。

（一）冷热试验

冷热试验是目前最常用的前庭功能实验室检查方法,可以单独检查一侧的半规管,利用液体流动时热升冷降的原理,改变内淋巴的温度促使内淋巴流动,这种流动相当于低频低速的头部运动刺激,旋转频率相当于 $0.002 \sim 0.025$Hz,比头部自然运动的频率(1~20Hz)低很多,不在正常头动产生的内淋巴流动范围。如果一个温度刺激经过 60s 产生峰值速度为 $50°/s$ 的眼震,那么这个刺激相当于 0.004Hz 的正弦旋转,峰值加速度仅为 $1.25°/s^2$。Minor 认为,冷热试验 75% 的是内淋巴流动的反应,25% 的是神经直接受到的冷热刺激的效应。

（二）正弦谐波加速试验

受检者固定在计算机控制的转椅中,$0.01 \sim 0.64$Hz 全身旋转,一般仅检查水平半规管,记录分析眼震的相位、增益和不对称性。刺激的形式接近生理状态,因为同时刺激了双侧半规管,类似于头部慢速旋转。一般旋转速度的峰值是 $50°/s$。

（三）摇头眼震试验

摇头试验可以有效检测外周前庭不对称，检查时要消除受检者的固视抑制，在佩带 Frenzel 眼镜或暗室眼震记录设备下观察。一般做水平半规管检测，摇头的频率为每秒 2 次（2Hz），左右摇 20 次后观察眼震，如果受检者一侧前庭功能低下，摇头结束后出现朝向健侧的眼震。双侧前庭低下者不会出现眼震。

（四）前庭自旋转试验

让受检者头戴速度感受器，注视靶标，按照计算机给出的节律进行水平和垂直方向摇头，记录头动和眼动速度。检测频率为 2～6Hz，接近于人体日常活动的频率，可检测水平和垂直方向的高频动眼反射，有利于发现前庭系统病变及评定高频区的损伤侧别。分析指标包括水平和垂直的增益、相位、非对称性。陈太生认为，在 6～11Hz 频段的参数变化有助于评定前庭损伤侧别。

（五）动态视敏度

让受检者头戴速度感应器，坐在计算机前，先检查静态视力，然后主动或被动摇头，当头动速度大于设置值时，计算机屏幕短暂出现视标符号，视标出现的条件和时间可以人为设置，检查患者的动态视力，比较动、静态视力的差值。改变摇头的方向和感受器的感应方向，可以检查任一半规管的功能。头部转动的速度要大于 100°/s，以使对侧的前庭出现抑制性中断，同时平稳追踪系统在这么快的速度下无法跟踪目标。当前庭功能受损时，动态视力下降明显。前庭病变患者前庭功能下降后，视觉和本体觉会代偿一部分的前庭功能，所以头部转动的速度要大于 100°/s，头动频率大于 2Hz，以超出平稳追踪和视动系统的频率范围。

（六）甩头试验

甩头试验可以检查任一半规管，让受检者注视近距离物体，在所检查半规管平面，向使该半规管兴奋的运动方向，做受检者无法预测方向的快速甩头，观察受检者的眼球有无扫视，出现甩头后扫视，说明该半规管功能下降。甩头幅度为 15°～30°，高加速度（3000～4000°/s²），高速（200～400°/s）。当受检半规管的功能下降时，眼球的运动不足，在头部运动末期，眼球出现补偿运动，以使原来注视的目标重新出现在视网膜中央凹。出现这个扫视是因为前庭抑制产生的信号比兴奋引起的弱，当一侧前庭受损，而头部向使这侧前庭半规管兴奋的方向运动时，同侧的兴奋信号因受损不足，而另一侧相同平面的半规管前庭传入神经抑制所产生的信号有限，故在头部快速运动时候，还会出现抑制性中断，所以出现眼球运动不足。当受检侧半规管功能完全丧失时，甩头试验非常敏感，但功能不完全丧失时，敏感度降低。

（七）震动眼震试验

震动眼震试验采用高频（100Hz）震动器震动颅骨，幅度为 0.2mm，观察受检者的眼震，震动试验刺激双侧外周前庭，类似于摇头眼震（2Hz），但频率高很多，高于头部自然运动的频率。

第三节　姿势图

前庭系主要功能之一是维持肌张力,保持躯体平衡,正常情况下,维持人体平衡有视觉、本体觉、前庭三个系统的输入,而输出只有一个系统是前庭脊髓反射(VSR)维持身体肌张力及平衡。前庭功能检查手段近年来有很大进展,继眼震电图之后,已将姿势平衡试验中人体重心摇动情况,通过平衡仪描记成图,即姿势图(PG),采集人体重心动摇的大量数据进行定量分析。人体重心动摇的测试有静态与动态两种测试法。前者即 Romberg 试验,受检者站立于平台上,记录及计算人体重心变化的数据;动态平衡台的平台及视野均可移动分别测试前庭、视觉、本体觉对维持平衡的贡献,包括:①戴眼罩挡住视觉测 VSR 维持平衡的能力;②视野变动,测本体觉及前庭系维持平衡的能力;③视野及本体觉同时变动,测单纯前庭系统维持躯体平衡的能力,这种分别测试三个输入系统维持平衡的动态平衡台价格昂贵,国内尚很少于临床应用。在此仅叙述静态平衡台的应用。

一、静态平衡姿势图

(一)静态平衡仪测试原理及仪器组成

所谓直立不动姿态,实质上人体仍处于前后、左右不停地晃动状态中,故 Nashner 指出人在静止站立时不停地绕自身平衡点晃动,称为生理性姿势动摇,正常人有一定限度,前庭感觉及传导系统任何异常,将导致直立自控障碍,检查 VSR 的 Romberg 试验仅凭肉眼观察很不精确,满足不了临床要求,静态平衡台则应运而生,工作系统由测试平台,放大转换系统及计算机三部分组成。工作原理是人体站立平台上的力点,即人体重心力点与平台面的交点,人体摇动产生重心移动,导致平台上力点移动;平台下设有传感器,收集力点移动信号,输入计算机,经处理后可获瞬间力点与平台中心的距离,描绘出重心移动的轨迹图形,同时计算出人体重心晃动的轨迹长度、面积、角速度和动摇的频率,检查结果可在显示屏上显示。

(二)检查方法

检查室应安静,亮度适宜,被试者足底中心与检查台上基准点保持一致,脱鞋,以两足靠拢直立姿势为基准,直立困难者可足尖分开足跟靠拢,双眼向前平视盯住前方的目标,双手抱胸或自然下垂,先睁眼测试 60s,为测前庭系统功能消除视觉对平衡的辅助作用,再闭眼测试 60s,睁闭眼比值为 Romberg 商,睁闭眼检查时,姿势应一致才有可比性,每次检查不是从站上平台开始计算,应从平台动摇稳定后开始计算。

(三)结果评定

1. 定性方面

少数学者认为,从人体重心移动的姿势图形,大致可把握是哪一系统、哪一部位病变。大多数学者认为,姿势图只能判断前庭功能状态,并无诊断价值。从图形移动方向、范围广度、集中趋势,可分为中心、前后、左右、多中心、弥散五型,正常人及周围性前庭损伤代偿后多为中心型,中枢性前庭病变及双侧前庭受损为前后、多中心或弥散型,尚不能根据图形做鉴别诊断。

日本时田将平衡台各参数归纳于雷达图中,并测出正常范围之 95% 可信区间,各参数在此范围内者属正常。

2.定量方面

用前庭-脊髓反射的十余种参数判断前庭功能状态,其中人体重心晃动的轨迹长度及速度最稳定,有可比性,可作为判断依据,作者测定各年龄正常值见表 4-3。

20～49 岁是平衡功能最好的年龄段,也是人生的黄金时期,摆动的轨迹短、速度小。50 岁以后平衡功能开始减退,摆动轨迹长,速度大。病理研究亦证实,50 岁以后囊斑毛细胞数减少,胞内出现空泡及脂褐素,耳石有脱钙现象,前庭神经节细胞数减少,说明前庭功能降低是以形态学改变为基础。

表 4-3 不同年龄正常人重心晃动轨迹长度及速度

组别(岁)	例数	轨迹长度(mm)$\bar{x}\pm s$	速度(mm/s)$\bar{x}\pm s$
10～	7	884.00±179.62*	14.75±3.33*
20～	16	716.19±161.24	11.44±2.65
30～	8	693.21±156.19	11.57±2.47
40～	9	836.00±173.22	13.44±2.49
50～	9	977.78±198.84*	15.56±3.44*
60～	12	903.00±154.46*	14.42±2.10*

注:* $P<0.05$,与 20 岁组比较,有显著性差异。

(四)姿势图与眼震电图联合判断的临床价值

前庭功能检查虽有很大进步,已由定性迈上定量台阶,但尚不能精确定位诊断,姿势图和眼震电图是从两个侧面评估前庭功能状态,很多研究证明 ENG 与 PG 两项检查结果并不完全一致,在前庭功能检查中多数学者认为有眩晕史者,冷热试验异常率高,无眩晕史者姿势图异常率高,笔者观察到无眩晕史的老年人,PG 异常率明显高于 ENG,两种结果不一致有几种解释:①从解剖学上看,ENG 与 PG 有不同的反射径路,前庭器损害在小范围时,两条通路之一受损,可出现不同的试验结果;②ENG 主要是对外半规管测试,PG 是对半规管和耳石功能综合测试,其敏感性高于 ENG,故有些患者 ENG 正常而 PG 异常;③前庭受损后,前庭-脊髓反射容易被中枢及对侧前庭功能代偿;而前庭眼反射只能有一定程度的代偿,故冷热试验异常者PG 可正常。ENG 及 PG 是分别检测 VOR 和 VSR 的功能,各有独特作用不能互相取代,但在诊断中可互补,两者均为临床诊断提供信息,是其他检查不能替代的。PG 检查将传统的Romberg 试验量化、精确化,与其他检查手段结合将给眩晕患者诊断、治疗提供有价值的信息。

二、动态平衡姿势图

(一)检查方法

检查时患者直立于测试平台上,该平台可在水平面上方向进行前后移动,也可以围绕患者踝关节轴前后方向的旋转运动。平台前有一个封闭的环形视野,该视野可移动而影响视觉定位,只有背后是开放的。通过记录作用于平板上脚的力量而测量身体晃动。有些平板还配有肌电图及与髋、肩、头连接的运动感受器。患者穿着改进的降落伞背带固定于天花板以防跌倒时摔伤,检查时,身体摇动通过联系与髋部的电位仪记录。

(二)指标与结果评定

CDP 的评定指标有:①维持身体平衡的程度,观测综合平衡分析、感觉分析、平衡策略、重心偏移;②维持身体平衡的运动反应性,包括重量对称性、潜伏期及反应程度;③适应性。CDP通常包括两项平衡功能测试,即感觉整合能力测验(SOT)和运动协调试验(MCT)。

1. SOT

检查在以下 6 种条件下进行。SOT1:睁眼站立平板上,视野固定;SOT2:闭眼站立平板上;SOT3:睁眼,平板固定视野移动;SOT4:睁眼,脚站立之平板随重心移动,视野固定;SOT5:闭眼,平板随重心移动而移动;SOT6:视野和平板都随重心移动而移动。

表 4-4　感觉整合能力试验检查表

状态	视野	平台	确切的感觉反馈	变化的感觉反馈
1	固定	固定	视、前庭、本体	
2	闭眼	固定	前庭、本体	
3	晃动	固定	前庭、本体	视
4	固定	移动	视、前庭	本体
5	闭眼	移动	前庭	本体
6	晃动	移动	前庭	视、本体

该检测测试患者在异常感觉环境中应用视、前庭、本体信息控制晃动的能力。患者的任务是在 6 种 SOT 测试中(每个 20s)尽可能少的晃动。SOT1、SOT2 相当于标准 Romberg 测试。在其余 4 项检查中,视觉和(或)本体觉系统随视野和(或)平台而发生系统性地改变。在参照性晃动情况下,平台和(或)视野的旋转和患者的晃动具有相同的方向和确切的比例,例如向前方向的晃动产生平台脚趾向下的旋转和(或)视野向前的旋转。在这种情况下,视野影像在视网膜上的运动、踝关节的位置、压力中心在脚底的位置相对重心的位置不再与正常情况下一致。SOT3 只有视觉进行参照性晃动,SOT4 时只有平台进行参照性晃动,SOT5 时患者站在参照性晃动的平台上同时闭眼,SOT6 时视野和平台都进行参照性晃动。参照性晃动是指平台和(或)视野的自发移动,平台和(或)视野由矢状面上力量中心位置的瞬时变化所驱动。其增益是 +1.0,代表身体每晃动 1°,平台和(或)封闭视野旋转 1°。参照性晃动的目的是改变视觉和(或)本体觉信息,让来自余下的感觉(如前庭)信息维持姿势。SOT 的综合报告包括以下内容。

(1)平衡分(ES)。每 6 种 SOT 的平衡分以如下公式计算:ES=[1−(θ_{max}−θ_{min})/12.5]×100。θ_{max} 是在 20s 测试中向前的最大晃动角度,θ_{min} 是最大的向后晃动角度,12.5 是正常站姿矢

状面晃动角度的理论最大值。SOT结果以一系列直方图形式给出,与同时给出的正常人测试结果直方图形式进行比较,可对每一项测试进行评分,分数为0～100分,平衡功越好,分值越高,跌倒为0分。综合ES是指6种SOT测试的加权平均分,最早用于判断患者平衡的整体模式是否正常,该数值加权后对参照性晃动的情况更加敏感,其分值≥70分属正常范围,当综合ES<70分时就要通过6种SOT了解缺陷模式。由于综合ES包括18个测试(每个SOT条件下测试3次)结果,其标准应该从异常种类中排除那些低ES或在单次独立测试中跌倒的患者。

SOT结果分析:①SOT5、SOT6或SOT5异常,这种情况见于梅尼埃病或其他前庭疾病导致的前庭受损;②SOT3、SOT6或SOT6异常,患者不能处理不正确的视觉信息,大多数这种患者有头部外伤既往史;③多数分散SOT异常,提示有多感觉缺陷,该情况见于前庭和前庭外病变,但也可能提示有某种感觉依赖:a.SOT4、SOT5、SOT6异常缺乏正确的本体感觉信息导致不平衡(视觉和本体觉功能低下);b.SOT2、SOT3、SOT5、SOT6异常意味着患者只能在睁眼时稳定,患者依赖视觉且不能有效地前庭觉和本体觉;c.SOT可能出现生理性不一致,如在困难情况(SOT4、SOT5、SOT6)分值高,而在简单试验时(SOT1、SOT2)得分低,此即为非生理性晃动,有可能是患者故意操纵结果或是不能控制的紧张。研究还发现,与正常者和前庭低下者相比较,非生理性晃动组间变异大。SOT的结果可与临床发现(Romberg试验)或患者在日常生活中的功能性能力不一致。

Hamid研究2348名患者的SOT结果,总结6种异常感觉模式:①前庭缺失模式(VLP);②前庭缺损模式(VDP),这两种模式的特点是SOT5、SOT6分值低,但前者的前庭-眼动反射增益为0,后者为0.5;③视觉依赖模式(SDV)又分为视缺失(SOT2、SOT5低)和视信息不准确(SOT3、SOT6低);④支持面赖模式(SDS)时,即支持面受到干扰时(SOT4、SOT5、SOT6)分值低;⑤感觉缺损模式(SDP),即视觉或本体觉受到干扰时(SOT3、SOT4、SOT5、SOT6)分值低;⑥非生理性晃动模式(ASP)既出现简单条件下(SOT1、SOT2)较复杂条件下分值低,或短时间内重复测试出现不同模式。他发现VLP、SDV多见于外周疾病者,SDP多见于中枢疾病者,SDS多见于混合性疾病者。Nelson等对Shepard和Hamid的结果进行修正,对前庭缺陷分类见表4-5。

(2)感觉分析:以SOT比率了解感觉系统损伤情况及对不同感觉输入的优势,见表4-6。

表4-5 前庭缺陷分类

分类	异常结果
正常	无(或综合ES≥70分)
前庭功能低下	SOT5和(或)SOT6
视觉优势伴/不伴前庭功能低下	SOT3、ST06 或 SOT3、ST05、SOT6
视和前庭功能低下	SOT4、SOT5、SOT6
本体和前庭功能低下	SOT2、SOT3、SOT5、SOT6
广泛的感觉相互作用缺陷	4个或更多的异常且不符合其他种类

表 4-6　感受器分析

比率名称	试验	状态	配比比率	意义
本体觉(SOM)	SOT2	SOT1	SOT2/SOT1	利用本体信息维持平衡
视觉(VIS)	SOT4	SOT1	SOT4/SOT1	利用视信息维持平衡
前庭(VEST)	SOT5	SOT1	SOT5/SOT1	利用前庭信息或不正确前庭信息维持平衡
视优势(PREF)	SOT3+SOT6	SOT2+SOT5	SOT3+SOT6/SOT2+SOT5	依赖视信息甚至当视信息不正确时维持平衡

（3）策略分析：姿势策略是指身体运动模式，用于描述身体在某些力学条件下有目的的运动方式及动力学参数。人体站在一个比脚长的平面上，维持站姿主要通过扭动踝关节做弹性反转以调整脚底重心压力，这种方式为踝策略。而站在一个比脚短的平面上，常通过髋关节水平剪切力运动维持平衡，称为髋策略。人体维持平衡的策略是以踝策略为主，以髋策略则容易摔倒。踝策略是体感依赖性，如果受试者以髋策略维持站姿，提示有本体感觉障碍。测试姿势策略是通过水平板感受身体加速度产生的水平剪切力变化。SOT 条件下的平衡策略可以确定人体维持平衡的策略类型和重心排列，策略分应与 SOT 分相符，否则为技术障碍。策略分（SS）是由水平剪切力作用于支持面上前后方向而得来，剪切力由突然加速的躯体所致，通常伴有髋部的快速运动而导致 SS 低（髋策略），如有突然失衡时，身体运动超过了稳定的极限，以及站在窄支持面（如用脚尖站立）时，通常应用髋策略。相反，高 SS 分指的是通过垂直方向的重力（扭转力）绕踝关节的缓慢移动，当控制身体晃动而没有达到稳定极限时，踝策略是更加有效的方法；$SS=[1-(SH_{max}-SH_{min})/25]\times100$，$SH_{max}=$最大水平切向力，$SH_{min}=$最小水平切向力，最大剪切力为 25lb(11.34kg)

（4）重心队列：重心队列是一组患者在每次 SOT 试验开始时重心位置图，每个记号表示在每个试验中相对于支持底座中心的重心队列，正常人在接近底座中心处维持重心。

2. 运动协调试验（MCT）

该检查用于评价在各种产生前后晃动干扰刺激下的下肢协调能力，这部分检查提供了长程自主反应系统的传入和传出通路信息，长程自主反应通路意味着非前庭、非视觉传入神经，是完全运动传出通路。肌肉本体觉是该系统潜伏期的主要决定因素。该本体觉传入通路包括从踝部肌肉上行通过脊髓到脑干的传入神经系统及返回到下肢和上肢肌肉的传出通路。该长程自主反应尽管主要受小脑和小脑投射的影响，还受到前庭终器下行通路的直接影响，但这些前庭传入可调节主要感觉输入，本体张力肌反射相对作为肌肉反应的主要感觉诱发因素，MCT 结果异常主要与长程神经通路中的作用或中枢传出和传入神经有关，与前庭系统的密切相关性不变。MCT 通过一系列突然前后方向的支持面移动和脚趾向上或向下的旋转而诱发自动姿势反应。

（1）动协调能力：人站立在平台上，平台做前后方向移动，身体对移动产生快速自主姿势调节反应，测定内容：①反应潜伏期。记录双脚从平板移动到用力的潜伏期，常做 3 种振幅平移，潜伏期为 138~158ms,比腿部肌电图潜伏期延迟 30~50ms,大于正常值 5% 以上为异常。潜伏期异常多见于中枢性疾病,而外周前庭病变,潜伏期总是正常的。有研究认为,突然倾斜平板(脚趾抬高方向)后,记录腿部肌肉的短、中、长潜伏期反射的方法,可对感觉运动系统中枢病变部位提供线索。②人体重心对称性:反应正常时,双脚垂直重心对称,强度是脚底对平板平移的反作用力,双脚完全对称为 100 分,正常人强度平衡力为 72±14.9。

(2)运动适应能力:当平板平移或轴向转动时,身体晃动使脚尖向上或向下,最大角速度 50°/s 各 5 次,记录脚趾上抬下压程度并由计算机评分,测定人的运动适应能力。踝旋转代表异常和平衡困难,因为本体张力刺激导致无法适应,与腿部拮抗的不平衡将影响平衡的维持,5次旋转代表在特殊情况下发展适应性运动反应能力的短时程测量。

平台移动和旋转常用于研究非前庭障碍影响平衡的患者。研究表明,有中枢神经病变的患者的检查结果异常,如潜伏期延长,但诊断明确的中枢神经系统病变,如进行性核上瘫可显示正常结果。

(三)动态姿势描记技术在耳科学中的应用

1. 前庭耳毒性药物

CDP 可了解前庭耳毒性药物对姿势控制的影响,最早的改变见于 SOT6,耳毒性最早的前庭脊髓表现见于受干扰的视-前庭脊髓相互作用,Black 发现 SOT6 异常比 VOR 改变出现早 15d。CDP 研究表明,除 SOT6 以外,使用氨基糖苷类抗生素治疗的患者比正常人和其他住院患者更容易跌倒,前庭脊髓异常发生在大多数 VOR 异常的患者。氨基糖苷类耳毒性所致的双侧前庭功能低下表现在 SOT2、STO4 晃动增加,在 SOT5、SOT6 时失去平衡。在所有 SOT 中晃动增加的患者其前庭康复预后较差。

2. 单侧前庭功能丧失

单侧前庭功能丧失的 CDP 研究发现:Black 等(1989)研究 14 例接受单侧前庭神经手术患者术前和术后的 CDP 发现,术前有 36% 的患者出现 SOT5、SOT6 异常,而正常人只有 5%,在术后的早期(0~9d),所有患者 SOT5、SOT6 异常,SOT3 异常 3 人,SOT4 异常 1 人;姿势控制恢复很快,术后 10~99d,姿势异常的比例与术前大致相同,术前 SOT5、SOT6 异常有 5 例,此时 SOT5、SOT6 异常有 6 例,需前庭信息维持平衡。2~3 周后 SOT3、SOT4 异常就消失;但不同于 VOR,姿势控制在术后很长时间仍继续提高,术后 100~999d 时只有 3 例 SOT5、SOT6 异常。CNS 恢复相对正常的前庭眼动功能和姿势控制功能的机制仍不完全清楚,VOR 单侧功能缺失后的代偿的研究表明有不同的机制参与,怀疑有单侧前庭功能缺失患者的视-前庭相互作用测试表明:①如果可以,应用视觉或本体觉提高前庭-眼动功能;②可能应用 VOR 的预期或自愿提高;③可能显示 VOR 的适应性增益改变。姿势控制系统也可能有同样的机制。动物实验表明,单侧迷路切除术后早期,动物需视觉信息组织姿势反应,代偿以后,视觉信息不是必要的了。该组患者的恢复表明,50% 的患者在视觉参照性晃动中跌倒,说明他们在恢复的急性阶段高度依赖视觉信息维持姿势控制。Cass 等研究 24 例行前庭神经切除术患者 CDP 变化,术前 20 例(83%)SOT 正常;18 例在术后 7d 测试,正常 10 例(56%),异常 8 例(44%);术后 4 周,所有 24 例 SOT 正常;术后 3~20 个月的延迟 CDP,正常为 19 例(79%)。

其与 Black 研究结果的不同的原因可能为:①有些患者在手术前已从严重的前庭损伤恢复功能;②作者所用的传统的移动平台没有 Black 使用的 EquiTest 敏感。但分析结果后仍认为手术后早期前庭脊髓系统依赖视觉和本体觉维持平衡,从残存迷路来源的前庭输入不足以维持姿势。但 7～30d 后基于前庭输入的 CNS 的适应过程导致维持姿势的稳定。其研究认为,术前有异常 CDP 结果的患者应仔细评价相关临床症状和 CNS 异常症状,这些都可决定患者术后姿势控制恢复的低下。

3. 外周前庭疾病的 CDP

对 BPPV 患者进行 Semont 复位治疗前后的 CDP 测试表明:治疗前 SOT1 正常,SOT2、SOT3、SOT4、SOT5、SOT6 的 ES 明显降低;与正常人相比,治疗前的综合 ES、前庭、视觉及优势分的感觉分析均减少;治疗后 3d 和 1 个月的 SOT2、SOT3、SOT4、SOT5、SOT6 较对照组差,但较治疗前有提高,但 3d 和 1 个月的比较无明显差异,综合 ES、前庭、视及优势分的感觉分析有提高,但一直未达到正常值。有学者研究甘油试验对梅尼埃病患者的姿势控制作用,发现甘油试验后,有 70% 的患者可记录到姿势控制的提高且所有患者报道眩晕恢复。内淋巴积水时的姿势控制损伤与迷路压力增高有关,它干扰了正常的内淋巴动态,渗透压降低后有很快的功能恢复。作者认为,CDP 可提高甘油试验的敏感性,可能对梅尼埃病的诊断及分级有帮助。

4. 中耳炎和中耳手术

中耳炎对前庭系统的影响:伴或不伴中耳渗出的咽鼓管功能低下被认为是儿童平衡障碍的最主要原因。研究发现,先天性或获得性前庭缺陷年龄稍大的儿童对感觉干扰情况下的平衡控制较困难,由于中耳炎导致的平衡功能减退可能损伤正常的运动协调功能。患有中耳炎的儿童较正常者晃动速度增大(SOT1、SOT2、SOT3、SOT4、SOT5),8% 的正常儿童在至少一项检查中跌倒,但中耳有渗出的儿童占 63%。鼓膜置管后平衡功能有提高,单侧置管与双侧置管比较无差异。比较有中耳渗出病史的 4 岁儿童的平衡功能后发现,与没有中耳渗出病史的儿童相比,有中耳渗出病史的 4 岁儿童对于旋转试验(0.1Hz,150°/s)有较低的平均增益,但两者的 CDP 没有显著性差异。Mon10ny 等对镫骨切除术前后的姿势对比发现,手术后 1 周的晃动较术前明显增加,但术后 6 个月的晃动较术前和对照组无明显区别,表示随时间延长,视觉和本体觉已代偿。

5. CDP 在前庭康复中的应用

传统治疗由前庭损伤导致的持续不平衡有 2 种方法,即药物和手术,以稳定或减少病变前庭终器的信息传出。但这 2 种方法往往不成功,前庭康复对于慢性前庭功能低下患者是安全、合理的治疗形式。前庭康复治疗的适应证广泛,可用于 BPPV、外周前庭缺失、中枢前庭病变及混合性病变。前庭康复治疗包括习服练习、姿势控制训练和一般情况练习。CDP 可用于前庭康复期间的姿势稳定性提高的监视,进行功能性评价,以及对前庭障碍患者和其他神经性缺陷的患者进行康复计划的设计。与普通条件下的训练相比,有慢性前庭功能缺陷的患者用 CDP 训练 6～12 周以后,姿势稳定得到提高。单侧前庭功能丧失急性阶段的患者通过 CDP 进行前庭适应性训练,姿势控制能力得到提高。患者在平常活动中的平衡感觉有明显提高,并反映在 CDP 结果中。研究认为,患者在 CDP 的表现可作为康复治疗的指标及前庭康复治疗的纳入条件。通过回归分析认为,治疗前 SOT 具体模式可作为预后指标之一。但也有学者对双侧前庭功能低下患者的预后进行分析,认为 CDP 结果与预后没有相关性,而旋转试验低的增益和时间常数可见于预后差者。前庭康复对于减轻症状和提高活动水平是十分有效的方法,但仍有 50% 的患者没有明显改善。CDP 可鼓励失去信心的患者看到治疗的进展而继续练习。

第四节　前庭诱发肌源性电位检查

前庭诱发肌源性电位(VEMP)是在强短声刺激的情况下,在胸锁乳突肌、眼肌等肌表面记录到的前庭诱发的肌源性电位。人类球囊功能的检查于 1994 年由 Coblatch 等报道。强短声在胸锁乳突肌张力性收缩诱发的双侧肌源性电位是前庭源性的,该电位来源于球囊。VEMP 检查可以检查耳石器球囊功能和中枢病变(如多发性硬化症 VEMP 潜伏期呈病理性延长),目前,VEMP 检查可用于诊断 Tullio 现象、前半规管裂隙综合征、前庭神经炎、内淋巴积水、听神经瘤及一些神经感觉的退行性变等。其独到之处为可以检查前庭下神经通路功能。目前,眼源性前庭诱发肌源性电位研究逐渐在临床中开展。因此,目前前庭诱发的肌源性电位分为颈源性和眼源性,分别为前庭诱发的颈部肌源性电位(cVEMP)和眼源性前庭诱发观源电位(oVEMP)。cVEMP 是目前评价球囊功能(前庭下神经)的唯一方法,oVEMP 是目前临床评价椭圆囊功能常用的方法。眼源性 VEMP 近年来逐渐应用于临床,颈源性 VEMP 已经较为成熟。以下分别介绍颈源性 VEMP 和眼源性 VEMP。

一、颈源性 VEMP

(一)球囊的声反应特性

球囊作为直线加速度的感受器,在很多低等动物中确有声音感受器的作用。短声敏感的前庭神经元就来源于前庭。尽管人类的球囊主要的作用是平衡感知,但也可能仍保有声敏感特性。人类声刺激引发前庭症状见于 Tullio(1929)的描述,声刺激引起眩晕称为 Tullio 现象,见于梅尼埃病、梅毒骨迷路炎,正常人镫骨环韧带松弛也可出现 Tullio 现象。现认为,该现象是前庭对声音敏感性增加所致。VEMP 源于球囊的主要证据有:①球囊是前庭器官对声音最为敏感的部分,可能是因为它恰位于镫骨足板下,最易受到鼓膜传来声波的影响;②不仅是对短声敏感的前庭神经元对倾斜起反应,大多数起源于球囊斑,并投射到前庭外侧核和降核及其他结构的神经元都对倾斜起反应。VEMP 可间接通过测量前庭颈反射得到,该反射通过前庭内侧核外侧前庭脊髓束传递。VEMP 的潜伏期是限于一侧提示其由双突触通路介导,并很有可能是内侧前庭脊髓束。

(二)VEMP 的发现

在诱发电位的叠加检测技术的开始阶段,Bickford 和 Cody 等对人类诱发电位的特点进行了研究。那时已经确认耳郭反射是声诱发的耳后肌的收缩,或称声动反应。该反射的正常引出要求耳蜗和第Ⅷ对脑神经的完整性。相反,枕外隆凸反应在该处引出的电位最大。耳聋患者可以引出,而前庭神经炎和前庭神经切断的患者则不能引出。尽管该反应在开始认为起源于大脑皮质,后来却证明源于颅外的肌肉组织。此外,链霉素化学破坏水平半规管后及 BPPV 患者枕外隆凸反应仍然正常存在,但在梅尼埃病晚期和球囊切开引流的患者该电位会消失。根据这些研究结果,Townsend 和 Cody 认为,声刺激后在枕外隆凸引出的反应起源于球囊。

(三)VEMP 的生理基础

动物实验已经证实,VEMP 起源于球囊。McCue 和 Guinan 发现猫前庭神经有对声音敏感的神经纤维。前庭下神经的单神经记录发现,这些纤维存在不规则的背景活动,与 800Hz、80dB SPL 的短纯音存在相位锁定的关系,增加刺激强度后,发放率增加。该纤维短声诱发反应的潜伏期为 1.0ms。前庭下神经纤维分为两类,疏波和密波短声潜伏期最短。观察到的反应相位约相差 180°,说明支配毛细胞的纤维,在形态上极性相反,这是球囊的特点。生物胞素纤维标记和跟踪证实前庭下神经存在双极细胞体。树状突始于球囊斑上皮,中枢突到达前庭核和耳蜗核的腹内侧区。

(四)VEMP 的检查

1. VEMP 反应的特性

第一个假说认为其存在于动物已经明确的小脑蚓部的听觉代表区。30 个正常人中记录到在短声刺激后颈部得到正负波,由于该正负波在颈肌收缩时明显,而此时小脑处于更为表浅的位置。在笔者随后的研究发现反应振幅与颈肌收缩有关,而与头位无关。若颈肌放松则该电位消失。由此认为该反应是肌源性的,主要起源于颈肌。晚近的研究更为精确地描述了肌张力与 VEMP 的关系。受试者通过观察眼前的示波器维持较为恒定的肌张力。VEMP 的振幅与肌张力明显正相关。

2. 反应的特点

(1)波形与命名:早期采用 Bickford 等对波形的命名较多,现多采用 Colebatch 的命名。其命名是根据峰值的平均潜伏期,前面缀以小写字母。左右侧的潜伏期无显著差异。Robertson 等的研究也得出一侧短声刺激反应波形和潜伏期相似的结果。

(2)反应的一致性:研究发现正常受试者单耳声刺激 90% 的可引出反应;3% 的无反应;7% 的至少一耳一波(p13-n23)或二波(p33-n43)消失。低频短纯音更易引出反应。正常人一波出现率为 100%,二波出现单侧和双侧有 40% 的未引出。一波引出的概率最高,二波相对一波较差。

(3)反应的偏侧性:单耳短声刺激引出胸锁乳突肌双侧反应(p13-n23),刺激侧振幅大。保持胸锁乳突肌收缩有三种方法,即对称性一侧颈肌收缩、一侧颈肌收缩为主和双侧颈肌收缩,受试者均为卧位。不同的颈肌收缩状态对 VEMP 的引出有很大影响。

(4)刺激强度的影响:既往所有的研究采用高强度(120dB SPL)短声刺激。随着短声刺激强度降低,VEMP 的振幅降低,在 90~100dB SPL 时反应已不能引出。VEMP 的阈值为 75~85dB HL。而 n34-p44 的阈值低一些。VEMP 的振幅随短声强度增加而提高,其间的函数关系为 $y=8.3x-650$(x 代表声强 dB HL,y 代表振幅 μV)。

(5)反应的部位:目前的反应部位主要在胸锁乳突肌和耳后肌,两者的反应相似,但以胸锁乳突肌记录为佳。

(6)刺激方式:VEMP 可反映球囊-丘脑反射的完整性,并通过声、振动或电刺激引出。但每种刺激方式都有其局限性。

短声:正常人短声刺激,VEMP 的引出率为 98%,振幅越大,潜伏期越短。

短纯音:正常人引出率为 88%,振幅较小,引出率低于短声。

骨导敲击刺激:中耳病变或中耳传音机构障碍,VEMP 可通过敲击的骨导刺激方式引出反应,引出率为 91%,而通过骨导耳机短纯音引出率仅为 59%。

直流电刺激:持续较短的直流电直接刺激乳突,也可在胸锁乳突肌处引出 VEMP,该 VEMP 有助于鉴别前庭神经的病变定位。

(7)单侧与双侧给声:较为常见的是单耳刺激方式,但由于单耳刺激方式受试者需要至少 6 次单次记录,一般受试者完成有困难,临床应用受到限制。同时,由于需要最后比较双侧对称性,这种记录方式存在缺陷。目前较为公认的观点是一侧刺激可引出双侧反应,但对侧反应的振幅低于刺激侧。

总之,VEMP 的第一波比第二波一致性更好,出现率更高。低频声刺激更易引出反应。VEMP 的一致性和振幅依赖于刺激强度。对于刺激方式无中耳病变或传音机构障碍的受试者,最佳的刺激方式是短声,而存在中耳病变或传音机构障碍的患者,最佳的刺激方式是敲击或骨导刺激。

3. VEMP 神经通路的假说

(1)涉及运动系统的类型:惊吓反射可能参与其中,这是一种相对简单的运动反射。惊吓反射显示出几种可塑性,如习服、敏化和预脉冲抑制。颈肌惊吓反射的潜伏期为 50ms,而 VEMP 的潜伏期则早得多,同时,惊吓反射很快产生习服,因此可排除惊吓系统的参与;而头颅自主反应的时间是 100ms,与 VEMP 的反应时间同样不符。

(2)传入通路:假如 VEMP 来源于前庭,下列的工作用于研究迷路或前庭神经特异性损害反应的改变。

感音神经性聋:一侧感音神经性全聋而迷路正常者与正常受试者反应均正常。感音神经聋和一侧前庭功能丧失者,VEMP 消失,说明短声诱发的反应源于前庭系统而非耳蜗。3 例一侧重度感音聋而冷热试验正常的受试者,p13-n23 正常,说明其源于前庭。

前庭缺陷:双侧前庭神经元炎而听力正常者双耳引出的 VEMP 反应正常,正常的 VEMP 依赖于正常的前庭传入。切断前庭神经前,VEMP 存在,而在切断后则消失。前庭神经切断后 VEMP 所有反应均消失。在 VEMP 诸波中,只有一波依赖于前庭神经的完整性,而余下各波不依赖。前庭神经切断后 3 个月,一波仍未引出,而余下各波正常。其进一步的研究又证实,一波 p13-n23 依赖于前庭传入的完整性,而二波 n33-p43 则可能依赖于耳蜗神经的完整性。

4. VEMP 的中枢与传出通路

单侧刺激是如何引起双侧反应的? 在脊椎动物,球囊处理的神经纤维通过前庭内侧核与前庭下核,这两者与双侧脊髓之间存在投射,这与单侧刺激双侧反射的结果是一致的。由于不同种属之间可能存在差异,有些动物实验的结果并不支持双侧投射。

5. VEMP 的生理作用

头部运动的肌肉是人体运动系统肌梭密度最高的区域之一。颈部的特异性反射涉及前庭神经元到上颈束(前庭丘脑神经元)的投射。VEMP 是一强声诱发的短潜伏期反应,并且依赖于肌肉活动的张力水平。据此,该反射特别适于修正或微调控制颈肌的自主运动。刺激球囊神经的同时,在颈肌的运动神经元可记录到兴奋性和抑制性突触后电位,该结果支持球囊可能参与头动反射。但该反射在平衡控制中作用不大。

6. 记录方法

VEMP 的记录比较简单,记录 ABR 的设备都可用来记录 VEMP。由于 VEMP 与短声强度呈线性关系,因此应正确测量短声并记录胸锁乳突肌背景 EMG 活动。VEMP 缺失或 <50mV,可能的原因是传导性聋和胸锁乳突肌收缩功能异常。VEMP 记录时,3 次短声刺激各叠加 128 次,3min 即可完成。三次平均值叠加(2 次给声,1 次不给声)通常就可有较好的结果。患者卧位接受检查,抬头可激活胸锁乳突肌。检查需患者合作,意识不清、颈痛的患者和其他不能配合的患者不能进行此项检查。双耳功能可通过比较 VEMP 得出,较小的潜伏期差别可能是电极放置位置变化或肌肉解剖变异引起的。通过与矫正的背景 EMG 比较,可以排除肌肉活动差别的影响。更准确的做法是(较耗时间),改变张力活动的水平,反复观察。各个实验室参考值可不同,笔者实验室的参考值双侧振幅比为 1.61∶1。

(五)临床应用

目前认为,VEMP 可用于诊断前庭神经炎、内淋巴积水、前半规管裂孔综合征、听神经瘤及一些神经-感觉的退行性变等。

1. 前庭神经炎

前庭神经炎后 1/3 的患者在 3 个月内会出现良性阵发性位置性眩晕(BPPV)。值得注意的是,前庭神经炎后的 BPPV 患者,VEMP 是正常的,即前庭神经元炎后出现 BPPV 的患者要求进行 VEMP 检查。可能是这些患者只有支配上迷路的前庭上神经受累。而前庭下神经支配后半规管和球囊,后半规管 BPPV 和 VEMP 的存在提示未累及前庭下神经。一些前庭神经炎的患者存在后半规管的 VOR 支持这种解释。前庭神经元炎是一侧前庭的不完全受损,这种部分损伤只累及前庭神经上支,感受水平半规管和前半规管冲动的前庭上神经。前庭神经元炎发生的原因是人类前庭神经节隐匿的单纯疱疹病毒被激活,且中间神经和前庭上神经之间存在吻合。前庭神经炎一些患者主要表现为迷路损害。大多损害前庭神经,多数患侧VEMP 都未引出,但仍有患者 VEMP 正常。

2. Tullio 现象

Tullio 首先描述声音可诱发眼震和眩晕,人类强声也可引出眼震。患者出现 Tullio 现象时,主要是振动幻视而不是眩晕。振动幻视是由垂直扭转性眼震引起的,这种眼震应来源于前半规管。这些患者可能有不同的耳病。一些患者可能镫骨足板过度活动,也可能是前半规管裂。这些患者的 VEMP 的特征性改变是 VEMP 异常增大,阈值异常降低。正常受试者一般为 90～95dB。Tullio 现象时阈值＞20dB。100～105dB nHL 时，VEMP 的振幅＞500mV。若 70dB nHL 即可引出，提示存在 Tullio 现象。

3. 内淋巴积水

VEMP 可用于评价梅尼埃病患者的耳石器功能，甘油试验前后 VEMP 可由异常到正常。VEMP 在迟发性膜迷路积水的诊断中可以发挥独到的作用。因为由于重度聋，听力学相关的检查一般不能引出。

4. 前半规管裂综合征(SSCD)

研究发现 SSCD 也表现出异常的声前庭诱发肌源性电位。VEMP 阈值低，尤其在 0.5～lkHz 刺激声。但对于敲击颅骨引出球囊刺激的反应，因绕过中耳，VEMP 不会增大。这表明，声诱导和敲击颅骨诱导的反应可用以区别内耳正常的 VEMP 和由于裂隙存在产生的异常大的反应。只有 SSCD 才能产生与敲击相似的 VEMP。强短声可引出胸锁乳突肌的诱发电位。称为短声诱发的肌源性电位，可用于鉴别急性前庭性眩晕。

5. 听神经瘤

听神经瘤的诊断意义主要在可根据 VEMP 的表现确定受累的神经。如果正常提示前庭下神经可能未受累。大多数听神经瘤的患者有一侧听力损失，但只有一些患者出现前庭性共济失调。因为听神经瘤大多起源于前庭下神经，VEMP 可缺失或呈低振幅。因此，对于听神经瘤 VEMP 检查的重要性在于，即便 ABR 不能引出、冷热试验功能正常，VEMP 仍可检出异常。笔者的临床研究发现，VEMP 在听神经瘤中的表现形式可为消失、振幅降低、潜伏期延长及耳间潜伏期延长。

6. 神经-感觉的退行性变

一项研究发现 70 例多发性硬化中 VEMP 异常占 31%，主观垂直视觉异常者 21%。患者中脑干异常占 44.4%，因此认为 VEMP 可以作为评价脑干功能异常的辅助性的神经生理工具。

二、眼源性 VEMP

眼源性前庭诱发肌源电位(oVEMP)，是一种新的前庭诱发肌源电位的记录方法，与 cVEMP 的区别在于其记录的是眼外肌的短潜伏期反应，oVEMP 起源于椭圆囊及其传入神经，目前 oVEMP 已应用于前庭神经元炎、多发性硬化、梅尼埃病、前半规管裂综合征和脑干病变等的诊断和研究。

(一)oVEMP 的起源

oVEMP 可以在面部的任一部位的肌肉处引出，但越靠近眼球部位，反应波形振幅越大，潜伏期越短。所以，oVEMP 可能是眼外肌的肌电活动产生的，类似于 cVEMP 起源于胸锁乳突肌。声刺激导致对侧眼下斜肌兴奋，眼上斜肌抑制，使眼球向上及向对侧外旋外展。骨导通过振动刺激同侧椭圆囊、对侧椭圆囊-眼反射通路而诱发 oVEMP。气导和骨导诱发的 oVEMP 均由椭圆囊产生。球囊功能正常，cVEMP 也能正常引出，但前庭上神经损伤时，oVEMP 无法引出，所以 oVEMP 的产生归功于前庭上神经功能，而且主要源自椭圆囊感受器。所以，oVEMP 是前庭终末器官受到气导或骨导强声刺激产生兴奋反应后，眼外肌同步放电所产生的电位变化,是一种短潜伏期表面肌电位变化。其反射通路是强声刺激,通过中耳、椭圆囊、前庭上神经传递至脑干的前庭神经核,经过内侧丛束交叉到对侧的动眼神经核,对侧眼下斜肌收缩。

(二)oVEMP 的测定方法

1. 刺激方法

目前用于诱发 oVEMP 的刺激方法有以下 3 种。

(1)气导耳机给声刺激:通过耳罩式、压耳式或插入式耳机给声。给声方式有 2 种,即短声和短纯音。其中,短声刺激(0.1ms)的波形引出率较低,n1 潜伏期较短,n1-p1 振幅较小。短纯音刺激波形引出率较高,n1 潜伏期较长,n1-p1 振幅较大,所以是常用的 oVEMP 刺激方式。

(2)骨导刺激:Brueland Kjaer Minishaker4810 是一种手持的小型振荡器(重约 1kg),将其置于前额发际中线的 Fz 点,可使震动经骨导传入前庭感受器。

(3)直流电刺激:Galvanic 方式直流电刺激以双耳乳突作为阴极,前额作为阳极,直流电刺激(5mA/ms,刺激次数:100 次)传入前庭感受器。

2. 受试者体位

受试者平卧于隔音室的床上,也可以坐在椅子上,刺激开始时主动将眼睛向前上注视约 2m 远的固定目标点,保持视角 25°～30°,记录时尽量不眨眼,以维持眼下斜肌张力稳定,同时尽量使腭肌保持松弛状态。

3. 电极安放

记录电极置于下眼睑中央下方 1cm 处,参考电极置于记录电极下方 2cm 处,记录电极、参考电极和同侧瞳孔保持同一水平。气导耳机给声时,接地电极置于前额眉间(FPz),骨导耳机给声刺激时,则将接地电极放置于下颌或胸骨。极间电阻≤5kΩ。

4. 参数设定

刺激频率为 5Hz,刺激强度 95～135dB nHL,疏波刺激,信号增益 10000 倍,带通滤波 10～3000Hz,信号平均叠加 200～300 次,分析视窗 53.3ms,每次操作在相同测试条件下重复两次。

5. 波形分析

oVEMP 的波形包括约在 10ms 左右出现一个负波(n1)和约在 15ms 左右出现一个正波(p1)。n1 的潜伏期为波形开始至出现第一个负波之间的时间,p1 的潜伏期为波形开始至出现第一个正波的时间。阈值是引出 oVEMP 的最小的声刺激强度。振幅是两个波峰之间的距离,振幅比为振幅值较大的一侧比振幅较小的一侧的比值,两耳的不对称比为两耳的振幅之差比两耳的振幅之和。

对 oVEMP 的引出率各家报道不一,但普遍认为老年人的引出率偏低,60 岁以上的老年人引出率仅为 50%,考虑可能与老年人椭圆囊和前庭传入神经的退化相关。在老年人引出的 oVEMP 中,n1、p1 的潜伏期有延长的现象。潜伏期主要取决于前庭刺激的传入、中枢的传递及传出,潜伏期延长可能是因为前庭中枢对信号处理的退化,因此我们对老年人 oVEMP 潜伏期结果分析时除了考虑其本身通路的病变,还应考虑年龄引起的中枢前庭功能的退化。而通过对不同年龄段的正常受试者研究发现在振幅上有显著的统计学差异,且随着年龄的增加,振幅逐渐减低,阈值逐渐增大。由于男女之间肌肉力量的差别,性别也会影响 oVEMP 的振幅的大小,男性较女性的振幅高,oVEMP 振幅降低或消失。各个实验室应当建立自己的正常值,如果采用其他实验室的正常值,必须采用相同的刺激和记录方法,且经过测定多名正常受试者的检测值均在正常范围。正常值受年龄和性别的影响,实验室建立正常值时需收集不同年龄阶段和不同性别的数据。

(三)oVEMP 的临床应用

1. 前庭神经元炎

前庭神经元炎一般累及前庭上神经,检查时可见向健侧的自发眼震,患侧前庭功能低下,伴水平半规管功能障碍,oVEMP 也可见异常改变。cVEMP 一般可正常。有研究发现前庭神经元炎诊断准确率达到 94%,与半规管冷热试验 CP 值在定侧上有相近的作用。

2. 良性阵发性位置性眩晕

良性阵发性位置性眩晕的病因是椭圆囊的功能障碍,更主要的是椭圆囊的退化引起的,对此类病例进行 oVEMP 检测会有异常发现。复发的 BPPV 患者和非复发的 BPPV 患者测定 oVEMP,发现复发组的患者 oVEMP 的异常率明显高于非复发组,推断 oVEMP 的异常可能是 BPPV 复发的一个危险因素。

3. 前半规管裂综合征(SSCD)

SSCD 是由于前半规管顶部骨质缺损导致的,以内耳传导性聋、诱发性眩晕及平衡障碍为主要表现的疾病。SSCDoVEMP 检测,也出现与 cVEMP 类似的波幅较对照组明显增大,阈值明显降低,但潜伏期无变化。oVEMP 在 SSCD 患者中比 cVEMP 表现出更高的异常率,表现为较低的阈值和较高的振幅。分析可能由于前庭第三窗的存在传入神经受到刺激时异常兴奋,呈现出低阈值高振幅的表现。

4. 梅尼埃病(MD)

MD 以膜迷路积水为主要病理特征,典型症状为发作性眩晕、波动性听力下降、耳鸣。以往的研究表明,短纯音诱导的 cVEMP 正常人在 500Hz 时振幅最大,但梅尼埃病的患者这一频率特性更高。最近的研究表明短纯音诱导的 oVEMP 在梅尼埃病的患者中也具有这一特征。除此之外,研究发现梅尼埃病例组的 oVEMP 振幅较对照组幅值低,且 oVEMP 异常率较对照组高,有时甚至高于 cVEMP 的异常率。

5. 多发性硬化

多发性硬化是一种常见的中枢神经系统脱髓鞘病变,病灶播散广泛,病程中常有缓解复发的神经系统损害症状,可出现运动、感觉、视力异常、复视、步履不稳、吞咽困难和眩晕等多种中枢神经受损症状。病变好发于脑部或脊髓,常累及外展神经和动眼神经之间的内侧纵束而引起核间性眼肌麻痹,由于耳石一眼反射通路是在内侧纵束中或邻近的部位通过,并在前庭神经核和展神经核的中线交叉,所以也常受影响,导致 85% 以上核间性眼肌麻痹患者至少有一侧的 oVEMP 异常,约 1/2 低位脑干病变的患者可出现 oVEMP 异常,而 cVEMP 只有 15% 异常。oVEMP 还可发现或临床上不活动的脑干病灶。

第五节　诊室或床旁前庭功能检查

正常人头部处于静息状态,两侧前庭神经元向中枢发出的静态信息相等,一侧前庭器受损时,则双侧传入的信息不等而出现平衡障碍,在诊室或床旁常无特殊仪器,可进行简单的床旁平衡试验,虽不是定量检查,但可确定病变侧别及前庭障碍的程度。

一、直立倾倒试验

1. 机制

Romberg(1846)介绍脊髓结核患者闭目直立,立即发生摇晃,可随即跌倒,原因是患者深部感觉障碍,闭目时又失去眼的调节和代偿,发生跌倒,这是 Romberg 征的原始记录,后人将其应用于前庭及小脑病变的检查,人在直立时由前庭、深感觉和视觉向中枢传入信息,由前庭反射性向躯体运动肌发出离心冲动,恒定维持肌张力,保持体态平衡。一侧前庭兴奋时同侧伸肌、外展肌及对侧屈肌内收肌张力增强,向对侧倾倒,即前庭抑制侧屈肌、内收肌兴奋,倾倒方向与眼震慢相方向一致。

2. 检查方法及结果评定

Romberg 试验时,双足并拢,双手下垂,闭目维持 30s,正常直立不倒,身体可有轻度动摇,阳性者身体明显晃动后跌倒;或双脚为维持不倒而移动。脊髓结核患者常获阳性结果,前庭器损害患者常获假阴性结果,故采用增强难度的 Mann 试验(一足前一足后直立)或金鸡独立试验(单足直立),正常人此两试验不致跌倒,前庭器病变者向患侧跌倒,此试验对判断病变侧别及程度有参考价值。

二、过指试验

1. 机制

准确的上肢动作依靠小脑的协同作用和受前庭支配上肢的肌张力,故小脑和前庭病变均可出现过指试验的异常。双侧前庭兴奋性不等可引起双侧肌张力差别,过指试验偏向前庭受损侧,耳石和壶腹嵴病变都可出现偏指征。

2. 检查方法

受检者端坐,先睁眼以一手示指触碰检查者手指,检查者手指放在受检者正前方,受检者手臂伸直可触及为宜,练习一次后,嘱受检者闭眼重复,双手分别检查。为便于观察该侧手臂倾斜方向和程度,可在受检者面前放一有刻度的弧形尺。正常人一般无过指征,一侧前庭功能减退者过指向患侧,与自发眼震慢相方向、倾倒方向一致,由于配合不好、疲劳、触觉障碍,此项试验临床价值有限,若为阳性结果与其他测试结果一致时可彼此互为佐证。

三、原地踏步试验

在动态平衡功能检查中,原地踏步试验有重要的临床价值,试验方法为在地上画三个同心圆,半径分别为 0.5m、1m、1.5m,并以 30°等分之,被试者闭目直立于圆心上,在消除声光源刺激情况下,嘱被试者以常速在原地踏步,要求大腿抬平,踏步 100 次,为 60～70s,停止后观察自转角,原地偏转角及移行距离等,林尚泽根据 650 名健康人检查结果,确定正常值为:移行距离在 1.5m 以内,自转角在 90°以内,偏转角在 45°以内。踏步试验对前庭轻度损害者有实用价值。

四、星状步迹试验

星状步迹试验的原理与原地踏步相同,用受检者在前进和后退活动中的偏移来判断前庭功能的不对称性。若前进时发生向一侧偏移,后退时向另一侧偏移,多次往返形成星状步迹。

检查方法:在地上画一直径 3m 的圆圈,试验时用黑布蒙住受检者双眼,检查前先让受检者睁眼前进、后退各 5 步,然后蒙眼嘱其在圆圈内直线走行,前进 5 步后退 5 步,在缓慢前进、后退时应听从检查者"停、退、停、进"的口令,司令时检查者始终面向受试者,以免受听觉影响结果不准确。来回 5 趟后正常人仍旧能停止在原出发点,或仅有极小差别,第 5 趟回到圆圈上时自转度数不超过 90°,前庭末梢病变时前进偏向患侧,后退偏向健侧,前进后退步迹似星状,经 5 次进退试验后如步迹做逆时针星状偏转,则表明右侧前庭功能低下;如做顺时针星状偏转,表明左侧半规管功能低下。此试验只适用于前庭功能轻度障碍者。

五、摇头试验

摇头试验诱发之眼震称摇头性眼震(HSN),Vogel(1932)最早描述,前庭末梢与中枢性病变、椎-基底动脉供血不足,颈椎病变都可诱发出 HSN,可认为是潜在狭义自发性眼震,正常情况摇头不出现眼震,若出现眼震必然是病理性的。

1. 检查方法

在半暗室,受检者端坐,头前倾 30°,检查者双手扶住其头部,轻柔向左右摇动,摇动范围 90°,速度为 2Hz,时间 20s,通常摇头 15～20 次,裸眼或戴 Frenzel 眼镜,现用红外眼罩观察受检者 HSN,可同时 ENG 记录。

2. HSN 分类

尚无公认的分类法,一般分为 3 型:Ⅰ 型为减退型眼震,摇头后立即出现大幅度逐渐减弱型眼震,多为水平型方向向健侧,持续 30s 左右;Ⅱ 型为恢复型眼震,摇头后不立即出现 HSN,10～20s 后出现小幅度逐渐增强或不规则眼震,向患侧持续 30～100s,可能为病变恢复期出现的眼震;Ⅲ 型为双相性眼震,摇头后出现 Ⅰ 型 HSN,数秒后出现反向 Ⅱ 型 HSN,若出现垂直、斜行眼震,可确定为颅后窝病变。本试验无须特殊设备,方法简单,对判断前庭末梢病变侧别及程度有一定价值,严重颈椎病、老年患者应慎行。HSN 的结果与前庭损伤程度 CP 有关(表4-7)。HSN 检查前庭失衡的敏感性和特异性分别为 46% 和 75%。

表 4-7　HSN 和冷热试验 CP 值之间的关系

CP 值	HSN 结果
正常(0～20%)	22%
轻度异常(21%～25%)	24%
中度异常(25%～50%)	28%
重度异常(50%～100%)	62%

六、头脉冲试验

1. 检查方法

头脉冲试验(HIT)检查时,检查者双手扶住患者头部,要求受试者注视前面的物体,在水平面快速向一侧转动头部。这种快速运动在健康成人将产生快速的反向的代偿性眼动,使其仍能继续注视前面的物体。

2. 眼动观察

如果患者一侧前庭功能低下,在向患侧快速转头时,不能产生快速的代偿性眼动,必须用眼扫视动作重新注视开始注视的物体。检查者能够发现在向患侧转头时,眼球跟随头动,随后是一种重新注视的扫视性眼动。HIT 可以了解三对半规管功能。HIT 敏感性为 36%,特异性为 97%。

七、扭颈试验

1. 原理

颈反射的感受器位于寰枕关节及最上 3 个颈椎关节囊中,传入径路可能是脊髓丘脑前束,传至前庭下核,故扭颈可刺激颈椎本体感受器,诱发眩晕;另扭颈可刺激颈交感神经、椎-基底动脉、颈肌及韧带,导致内耳血管痉挛、前庭血供障碍而引发颈源性眩晕和眼震。

2. 检查方法

受检者端坐,快速扭颈转头,其顺序为头直立位→向左扭颈→头回复直立位→向右扭颈→恢复头直立位,每个头位观察 15s,正常无眼震,若诱发出眼震应排除位置性眼震,让受试者颈部固定轮换向左右转体 60°,如仍为阳性则为位置性眼震;阴性则为扭颈诱发之眼震,此试验简单易行,对椎-基底动脉供血不足有诊断价值。颈源性眩晕是个复杂问题,其发病率可能多于 Memiere 病,在临床工作中应重视此病。

第五章 梅尼埃病

一、概述

(一)定义

梅尼埃病(MD)是特发性内耳疾病,已证实内耳病理改变为膜迷路积水,临床表现为反复发作旋转性眩晕,波动性感音神经性聋,伴耳鸣、耳闷感,间歇期无眩晕,可持续耳鸣,多年来国内将其译为美尼尔病,1989年"自然科学名词审定委员会"根据法语读音译为梅尼埃病更贴切。因其为独立的内耳疾病,不主张用梅尼埃综合征等词。

(二)历史

1861年法国 P. Meniere 诊治的一名"白血病"女青年,她突发性眩晕、耳聋、耳鸣,死后颞骨病理切片见膜迷路内有血性渗出物,脑脊液无此改变,他首次提出内耳疾病可出现眩晕、耳聋、耳鸣等症状,同年发表四篇论文,在医学界影响较大,鉴于他的突出贡献,遂以其姓命名此病,遗憾的是他在世时并没有看到自己的辉煌,却留下一连串问题供后人研讨。Hallpike 及 Cairn(1938)发现梅尼埃患者死后颞骨病理改变为内淋巴积水,一段时间将内淋巴积水与梅尼埃病的名称等同,以后尸检发现内淋巴积水者生前并无梅尼埃病之症状,有症状者尸检不一定有内淋巴积水,故两者不能等同。百余年来诊断名称很紊乱,除沿用梅尼埃病外,尚有梅尼埃综合征、假性梅尼埃病等诊断名称,1972年美国听平衡委员会(CHE)提出该病应分为耳蜗和前庭两个亚型(刊载于 AAO-HNS 杂志),故很长一段时间有耳蜗型或前庭型梅尼埃病之分,因无病理学的支持,1985年该委员会再次讨论诊断标准,摒弃梅尼埃病亚型诊断模式,认为只有出现眩晕、耳聋、耳鸣典型三征才能确诊,但三征出现的先后无一定规律,据一般报道,该病三征同时出现者约占60%;以耳聋或眩晕分别为首发症状者各占20%。1995年 CHE 第三次讨论诊断标准,保留前两次讨论的合理部分,分为肯定诊断梅尼埃病、确定诊断、可能诊断及可疑梅尼埃病等层次,肯定诊断必须临床有典型三征,而且死后有病理证实,按此内涵生前不可能肯定诊断,只能确定诊断。关于该病的分期已趋向一致,Gibson(1983)分三期,I期为可逆期,II期为波动期,III期为终末期。Shea(1993)将病理改变与临床分期、治疗相结合分为五期,I期积水局限于耳蜗为可逆期,以非手术治疗为主;II~III期病变扩展到前庭部且有阻塞现象,相当于波动期非手术治疗无效者可行手术治疗;IV~V期病变扩展至全迷路有膜迷路破裂、愈合现象,相当于终末期,眩晕症状已不明显,以耳聋、耳鸣为主征,非手术治疗为主,无须手术治疗。

(三)发病情况

发病情况各家报道很不一致,一般认为本病无地区、种族、性别、城乡、社会经济情况的差别,但 Watanabe 报道,南方多于北方,白领多于蓝领,女性多于男性;Naito 提出发展中国家多见,秋冬患病率高于春夏;Caporosal 报道,白种人患病率高于黑种人。Cawthorne(1954)调查英国每 10 万人的患病数为 160 人；Stahle(1978)报道，瑞典及美国每 10 万人的患病数为 46 人，日本每 10 万人的患病数为 40 人，但"二战"后短时间内患病率增高 10 倍；1964 年北京耳鼻喉科研究所统计 1000 例耳源性眩晕患者中该病占 61%～64%；Cawthorne 统计 2000 名眩晕者该病占 60%；解放军总医院 1989 年统计 900 名眩晕者，该病占 11.2%。发病年龄在 60 岁以下者占 76%，Golding-Wood 报道 50 岁以下者占 97%，一般报道，发病年龄在 30～60 岁，儿童、青少年及 60 岁以上老人发病率低；单侧多见，占 80%～90%，双侧患病率占 10%～20%，患病时间越长双侧发病率越高，Paparella 报道高达 30%～50%。Matsunaga(1976)综合各医院耳鼻咽喉科患者，本病平均患病率为 0.5%，眩晕和平衡障碍门诊本病患病率为 5%。

二、病因

梅尼埃病(MD)病因众说纷纭，尚无一种权威性理论，目前一致认为内淋巴分泌过多或吸收障碍可形成积水，出现吸收与分泌障碍的病因不清，将经常讨论的几种学说简述如下。

(一)自主神经功能紊乱及内耳微循环障碍学说

Emlie(1880)早就提出梅尼埃病与血管痉挛有关，Cheathe(1897)提出内耳和眼球循环相似，均为终末动脉且包含在密闭、有一定容量的结构内，很容易造成区域性微循环障碍，Pansius(1924)观察到梅尼埃患者与青光眼患者唇部或甲床毛细血管有明显的功能障碍。正常状态下交感、副交感神经互相协调维持内耳血管的舒缩功能，若交感神经占优势，因小血管痉挛易产生膜迷路积水。Lermoyez(1927)认为用血管痉挛学说解释眩晕频繁发作比用膜迷路破裂和钾离子中毒学说更合理。William(1952)亦主张用血管痉挛解释频繁眩晕发作，内听动脉痉挛发生典型耳蜗及前庭症状；前庭支痉挛仅出现眩晕及眼震，波及椭圆囊出现突然跌倒；耳蜗支痉挛仅出现耳聋耳鸣。Seymour(1954)用电刺激猫的颈交感神经干，引起螺旋韧带毛细血管痉挛，血管纹血流量减少，局部缺氧，血管渗透性增强，血管内液漏入内耳外淋巴间隙，最后导致膜迷路积水，故临床上应用颈交感神经切断术或星状神经节阻滞术，可缓解该病急性发作。学者在耳蜗第三回开窗，动态观察内淋巴积水动物模型的螺旋韧带血管，测量微血管管径变细，血流速度减慢，与健康动物比有统计学差异。

(二)免疫性损害学说

Quinke(1893)提出梅尼埃病症状与血管神经性水肿有关，McCabe(1979)与 Hughes(1983)提出该病为自身免疫性疾病，Derebery(1991)认为免疫复合体沉淀在内淋巴囊可产生膜迷路积水，循环免疫复合物(CIC)介导的 Ⅲ 型超敏反应可能是该病的原因；Yoo 用 Ⅱ 型胶原，诱发动物内淋巴积水，称其为自身免疫性耳病，并发现患者抗 Ⅱ 型胶原抗体明显增高，提出细胞和体液免疫介导的免疫性内淋巴积水性损伤，约占该病病因的 10%，Shea 提出一半的梅尼埃患者是自身免疫性疾病。William 发现患者血液中的单纯疱疹 Ⅰ 型病毒抗体明显增高。许多学者注意到内淋巴积水与内淋巴囊(ES)免疫反应关系，动物实验证明，内耳粗制抗原可诱发内淋巴积水，并可使该个体全身致敏，故内耳是抗原引起全身致敏的传入臂，免疫应答场所为内淋巴囊。Dornhoffer 证明梅尼埃病 40% ES 存在免疫复合体及免疫球蛋白 IgG。Andersen(1991)观察到人的 ES 有不同数量白细胞，且有免疫能力的细胞连续再循环，其对清洁内耳的外来微生物是很重要的。ES 是引起免疫反应的细胞基础，其免疫活性紊乱，可导致梅尼埃病发作。Tomoda 认为免疫反应的中间产物,可改变血管通透性引起膜迷路积水。

(三)变态反应

Duke(1923)认为,I型变态反应与该病有直接因果关系,即由抗原刺激体液免疫系统,产生特异性 IgE 附着于肥大细胞,机体处于致敏状态,再接触抗原即可发病,Clemis 认为近来过敏因素所致梅尼埃病有所增长,占 30%～40%。据称,来自食物过敏原占多数,呼吸道过敏原次之,此类患者有明显季节性,常伴其他过敏性疾病。内耳变态反应时,血管纹处出现大量组胺及 5-羟色胺,毛细血管通透性增强,血液中水分进入内淋巴引起膜迷路积水。也存在不符合特异性 IgE 介导 I 型变态反应之处,如采用抗组胺治疗疗效不高,虽近 20 年来已注意到本病与Ⅲ型、Ⅳ型变态反应的关系,尚需进行基础研究。

(四)解剖因素

Clemis(1968)提出前庭水管(VA)狭窄是梅尼埃病的特征,Stahle(1983)等报道 MD 与解剖因素有关,颞骨影像学发现:①MD 患者颞骨气化不良,Trautmann 三角区面积缩小;②前庭水管短,面积缩小,乳突气化面积小,Sando 测量前庭水管周围面积,MD 组明显小于正常组;③前庭水管外口缩小,Yamamoto(1993)用 CT 颞骨三维重建证明外口明显小于正常人,正常人外口宽度为(6.4±2)mm,梅尼埃病是(3.7±1.5)mm,这种病理现象在童年就存在,是否会发展成 MD 视其他因素而定。Khetarpal(1990)认为该病与先天性内淋巴囊发育不全有关。Shea(1993)认为 VA 狭窄及周围骨质气化不良在临床症状出现前就隐匿存在,一旦被病毒感染、外伤、免疫反应等因素触发,即表现出临床症状。Arenberg(1980)病理证明 MD 者内淋巴囊上皮血管成分减少,吸收上皮退变,囊周围组织纤维化,使内淋巴吸收障碍,这种变化是原发还是继发尚难确定。

(五)精神因素

许多人发病与精神、情绪有关,Fowler 提出身心功能紊乱可引发该病;第二次世界大战后,日本 MD 患者急剧增多;House 等提出该病与精神因素有关,但 Grary 认为 MD 本身可以引起情绪不稳定,情绪并不是发病诱因。

(六)遗传因素/基因学说

Koyama 及 Aeweiler 认为,10%～50%的患者可能与遗传因素有关,多为常染色体显性遗传。MD 患者中 HLA-DR、DP、DQ 的出现率,特别是 HLA-DR2 的出现率为 90%和 70%,而无家族史的患者为 75%和 37%,正常对照组则为 28.9%和 12.3%,提示可能存在染色体 6 短臂的突变。COCH 基因是人类发现的第一个伴前庭功能障碍的常染色体显性遗传非综合征性耳聋基因,COCH 基因突变患者可出现一系列耳蜗、前庭功能障碍症状。目前,COCH 基因及其编码的 Cochlin 蛋白功能,以及 COCH 基因是否为梅尼埃病致病基因都是研究的热点。Verhagen 和 Verstreken 等分别报道了某些 COCH 基因突变患出现梅尼埃病表型。因此,Fransen 等作者认为,COCH 基因可能是梅尼埃病的致病基因之一,对于遗传性梅尼埃病患者,甚至散发的梅尼埃病患者应考虑是否有 COCH 基因突变的可能。Usami 对 20 例散发的梅尼埃病患者进行了 COCH 基因 12 个外显子序列分析,未发现 COCH 基因突变,作者认为COCH 基因突变可能不是梅尼埃病,尤其不是散发梅尼埃病的主要致病原因。目前,COCH

基因及其编码的 Cochlin 蛋白的功能尚不完全清楚,COCH 基因是否为梅尼埃病的致病基因尚存争议;但有作者研究发现,COCH 基因编码的 Cochlin 蛋白可作为自身抗原,即 58kDa 抗原,参与梅尼埃病等感音神经性聋的致病过程。DeKok 报道连锁分析显示 COCH 基因的 P51S 突变,但也可能存在多个基因突变。

AQPs 位于常染色体 7p14,是水转运的特异性通道蛋白。研究发现,内耳血管纹、内淋巴囊、内淋巴管、椭圆囊、球囊及其囊斑、悬韧带、膜半规管、耳蜗的支持细胞、蜗顶、基底膜、前庭膜、螺旋缘等处均有相应的 AQPs 表达,而与内淋巴关系密切的血管纹、内淋巴囊、内淋巴管等部位均有多种 AQPs 表达,这也说明 AQPs 在调节内耳液体,维持正常听觉、平衡功能方面可能起着至关重要的作用。其他与梅尼埃病相关的基因包括 IL-1 基因、HSP70 基因及 KCNE 基因等。

(七)其他因素

Power 认为,机体代谢障碍可能是内淋巴积水的原因,如甲状腺功能低下可产生积水,补充甲状腺素可使症状缓解;颅脑外伤后内耳出血,血块堵塞内淋巴管可形成膜迷路积水,颞骨横行或微型骨折,最容易堵塞内淋巴管而产生积水;中耳炎、耳硬化症、先天性梅毒的患者,可合并膜迷路积水,产生梅尼埃病症状。

三、发病机制

梅尼埃病真正的发病机制尚不清楚,目前尚停留在动物实验及理论推测阶段,被大众接受的学说有以下几种。

(一)内淋巴高压学说

G. Portmann(1921)通过在鱼、鸟类动物实验,提出内淋巴高压可引起眩晕及耳聋,后 McCabe 将人工内淋巴液注入蜗管,出现耳蜗微音电位下降,抽出人工内淋巴液后微音电位恢复正常,更进一步证明内淋巴高压引起听力下降。多数学者认为内淋巴生成与吸收之间平衡障碍可造成内淋巴积水。内淋巴产生与吸收的学说不一,Guild(1927)提出纵流学说,即耳蜗系统主要由血管纹产生内淋巴,在前庭系统由壶腹嵴、囊斑暗细胞分泌,均流向内淋巴管及内淋巴囊,在内淋巴囊经离子交换和吞噬作用,最终渗入蛛网膜下隙而被吸收;Naftalin 提出辐流学说,认为外淋巴经前庭膜渗入蜗管形成内淋巴,血管纹选择性吸收类似肾小球的离子交换功能,排钠储钾,维持内淋巴高钾浓度,内淋巴循环是在耳蜗各回内局部进行互不干扰。Lundquist 认为内淋巴离子输送有 2 种方式,活跃交换的辐流保证内淋巴高钾,纵流保证内淋巴代谢产生的吸收过程。近年大量研究表明内淋巴囊是活跃的代谢滤器,吞噬代谢产物与细胞碎片,以保持内淋巴离子浓度及容量恒定,阻塞豚鼠内淋巴囊形成膜迷路积水模型支持纵流学说。Tonndorf 认为中阶积水早期基膜有足够硬度,无明显位移,仅前庭膜膨隆,膜迷路积水时各回积水程度不一致,3、4 回较 1、2 回重。Bekesy 发现蜗顶基膜比底部宽 4 倍,易屈性高 200 倍,顶回基膜易向下移,故早期听力低频下降是机械性的;晚期不可逆听力损害是由生化因素引起。Korner、Bohmer 等动物实验证明阻塞内淋巴囊后 4d 听力已有降低,但内外淋巴压力差不明显,故认为压力差不是产生症状的唯一原因,5 周以上内淋巴压高于外淋巴压,其听力损害以生化因素为主,部分与内淋巴压升高有关。20 世纪 20 年代末,Portman 就根据

"高压学说"进行内淋巴囊减压术获得良好效果,此手术沿用至今,已有多种术式,曾一度是治疗本病的主要方法。

(二)膜迷路破裂学说

内外淋巴离子浓度各异,内淋巴为高钾,对神经组织有毒害作用;外淋巴离子浓度与脑脊液相似,钾低钠高,给神经细胞提供适宜电解质环境,膜迷路是内外淋巴之间存在着的离子弥散的屏障,内外淋巴液互不相通。Lawrence(1959)提出"膜破裂及中毒论",Schuknecht 对这一理论进行修改,认为梅尼埃病发作与膜迷路破裂有关,用膜迷路破裂学说解释发作性眩晕及波动性耳聋。Jahnke 根据电镜观察,提出"弥漫性漏出假说",即内外淋巴间的前庭膜由紧密闭锁状态转变成有漏孔结构,导致内淋巴弥漫性漏出,不管是前庭膜破裂或漏出,高钾的内淋巴液混入外淋巴液中,具有外淋巴特性的 Nuel 间隙及柯蒂器的隧道淋巴被高钾的内淋巴污染,使沐浴在外淋巴中的毛细胞及神经纤维受化学性损伤,抑制感觉细胞兴奋,产生眩晕及耳聋,几小时后内外淋巴离子重新达到平衡,钾离子浓度降低,眩晕好转,眼震消失;House 同意内淋巴高压可导致膜迷路破裂,但认为破裂是眩晕的缓解,而不是发作。

(三)钙离子超载学说

Meyer(1986)等揭示积水动物模型电化学方面的变化,内淋巴积水后,蜗管之 K^+、Na^+、Cl^- 均无变化,但内淋巴电位(EP)下降,Ca^{2+} 浓度增高 10 倍以上,提高了蜗管的渗透压,加重了内淋巴积水。动物实验证明积水后 EP 下降,Ca^{2+} 浓度升高,Ca^{2+}-ATP 酶明显下降;对内淋巴囊阻塞的豚鼠,分别服用钙拮抗药氟桂利嗪及组胺类药者,1 个月后与未服药动物比较,Ca^{2+} 浓度增高程度减慢,听及前庭功能受损程度减轻。内淋巴积水 Ca^{2+} 浓度增高,是原因还是结果,尚待探讨,许多患者服钙通道阻滞药氟桂利嗪(西比灵)后症状减轻。

(四)外淋巴间隙淋巴液混合学说

Horner(1991)用动物实验证明积水时前庭膜膨胀,迫使前庭阶的外淋巴液逐渐流向鼓阶,由于前庭膜的渗透作用,前庭阶的钾离子高于鼓阶,两阶淋巴混合引起顶回神经纤维和毛细胞受损,出现低频感音神经性聋、耳鸣、耳闷、眩晕等症状。

四、组织病理学改变

MD 组织病理学方面有 3 个突破性进展:①Meniere(1861)首先提出内耳病变可诱发眩晕、耳聋、耳鸣;②Hallpike 及 Cairn(1938)首先提出 MD 的病理改变为膜迷路积水,同时发现内淋巴囊周围有纤维性变;③Schuknecht(1962)首先观察到扩张的膜迷路破裂,膜迷路有很强的自愈能力,破裂后可愈合,并以此解释症状的缓解与复发。具体的病理学改变包括以下 3 个方面。

(一)膜迷路膨胀

MD 最显著病理特征为内淋巴系统扩张,主要变化是下迷路(蜗管及球囊)膨胀,蜗管扩张表现为前庭膜膨隆,前庭阶空间缩小,严重者与前庭阶骨壁相粘连,使前庭阶消失或阻塞,有时前庭阶经蜗孔疝入鼓阶,球囊可扩大 4~5 倍,充满前庭并与镫骨足板内侧面相触或有纤维粘连,当鼓气耳镜(Siegle 耳镜)加压时出现眩晕和眼震,称 Hennebert 征阳性,据报道 MD 有此症者约占 35%;强声刺激时出现头晕,即 Tullio 现象;球囊向后膨胀,使椭圆囊向后上移位,疝入半规管内。上迷路(椭圆囊、半规管)轻度扩张或无变化。

(二)膜迷路破裂

膜迷路破裂是很重要的现象,可能与症状的缓解或加重有关,Lindsay 认为球囊、椭圆囊与 3 个半规管衔接处是膜迷路最薄弱点,膜迷路的内层细胞破裂,而形成囊样突起,刺激壶腹嵴顶。膜迷路破裂率各家报道不一,Antoli-Candela(1976)报道 19 例 MD 颞骨标本中,13 例有膜迷路破裂现象;Fraysse(1980)报道 23 例 MD 患者的病理与临床吻合率为 93%,但仅 3 例有破裂,他还发现患者生前临床症状与死后病理改变并不一致,生前有 MD 表现,死后未发现内淋巴积水者并不少见。前庭膜有很强的自愈能力,如果裂孔小很快愈合,破裂范围广泛,在球囊或前庭膜形成永久性瘘管,当大范围的破裂可形成前庭膜塌陷,故颞骨切片可见到膜迷路破裂、瘘管、塌陷、愈合等改变。

(三)感觉毛细胞及内淋巴囊的变化

Schuknecht(1962)对 MD 的颞骨死后早期固定,发现球囊斑、半规管壶嵴、Corti 器的毛细胞均正常,螺旋神经节细胞也正常;Tlikoskl(1979)从手术中获得蜗神经、前庭神经、椭圆囊斑、半规管壶腹嵴上皮均未发现异常,即使晚期病例也未发现异常。Kimura(1970)豚鼠动物实验亦未见感觉毛细胞的改变,但 Horner 在电镜下发现静纤毛的"顶链"断裂、静纤毛有萎缩现象,并认为这种变化可能是波动听力下降的原因,他还认为内淋巴囊细胞萎缩,吸收障碍;前庭膜上皮变性,使内淋巴辐流障碍导致内淋巴积水。作者用电镜检查积水动物的内耳,见感觉毛细胞的空泡增多,线粒体减少;组化检查证明,Ca^{2+}-ATP 酶下降,Ca^{2+}-ATP 酶下降与听阈提高有相关性。电镜观察与组化酶系统的改变,是 MD 进一步探索的方向。内淋巴囊上皮皱褶区减少出现纤维化和钙化,内淋巴囊周围的疏松结缔组织及血管减少,出现纤维化及萎缩现象,影响了内淋巴囊的吸收功能。

Tsuji(2000)观察 24 例 MD 死亡后的病检,观察三个半规管壶腹嵴与 2 个囊斑前庭毛细胞(VHC)稠密度的改变,并与正常值比较,发现 I 型 VHC 的稠密度与正常值无差别;II 型 VHC 的稠密度低于正常值,且有统计学差异,他推测与神经连接方式有关,I 型 VHC 被向心纤维末梢呈杯状包围,隔离有害物质刺激,起保护作用,II 型 VHC 与向心纤维末梢呈扣状相接,无保护作用,故易受损。Scarpa 节细胞亦减少。这些新的发现有利于解释 MD 的临床症状与发病机制。

五、临床症状

MD 临床表现多种多样,对患者威胁最大的是发作性眩晕,其次为耳聋、耳鸣、耳闷。

(一)眩晕

2/3 的患者以眩晕为首发症状,由于前庭终器受刺激,突觉天旋地转,自身要跌倒。常在睡梦中发作,起病急,有自身或环境旋转,滚翻、摇摆或颠簸感,眩晕程度大体可分为 3 级:一级头晕,头沉尚能自持,与假性眩晕很难区别;二级眩晕,闭目静卧不晕,动辄引起自身或环境旋转感;三级闭目静卧亦有旋转感。二至三级为真性眩晕,剧烈眩晕持续数分钟或数小时不等,很少超过 1~2d,眩晕发作时,常伴有自发眼震及面色苍白、出汗、呕吐等自主神经症状。眩晕发作缓解后稍动或声光刺激可使症状复出。眩晕发作后可慢慢恢复,剧烈眩晕后仍有头晕、步态不稳等症状,少数患者眩晕瞬间即逝或一觉醒后即愈。大多数患者均可反复发作,发作频率无一定规律,个别患者可间隔 1～5 年,多数患者 1 年或 1 个月内发作数次,甚至几天发作一次,一般规律为首次犯病以后犯病次数逐渐增多,达高潮后逐渐减轻,减少发作次数,直到听觉严重损失后眩晕减轻或消失。眩晕的剧烈程度因人而异,同一患者每次犯病的轻重不一;有的患者发作前有耳聋、耳闷、耳鸣加重的先兆,有些与精神、情绪、疲劳有关,有些无任何先兆及诱因。现一般认为 MD 早期各种症状由机械因素引起,晚期由生化因素引起。有两种少见的眩晕发作类型,在诊断疾病时应归于 MD 的范畴。

1. Lermoyez 综合征

先有耳聋、耳鸣,但无眩晕,以后突然眩晕,听力随之好转,耳鸣减轻,这一现象首先由 Lermoyez(1919)报道,故以其姓命名此征,极少见,William(1951)报道 500 例 MD 中仅有 3 例为此征,现一般认为本征是 MD 的一种异型,其耳聋、眩晕发病秩序与典型 MD 相反。病因为交感神经兴奋,耳蜗毛细血管痉挛后渗出增多,蜗管积水压力上升,故只有耳聋而无眩晕,当压力上升到冲开耳蜗与前庭之间的联合管时,椭圆囊与半规管压力升高,出现眩晕,此时耳蜗压力下降,听力好转,耳鸣减轻。

2. 椭圆囊危象

这是一种无先兆的突然丧失下肢伸肌功能而摔倒在地的症状,站立起来后很快恢复常态,并无眩晕及其他不适,Tumarkin(1936)认为这种发作是椭圆囊耳石器异常兴奋,使前庭脊髓束运动神经元异常放电,产生运动性的迷路症状而摔倒在地,这种无眩晕感的跌倒称为猝倒或椭圆囊危象。

(二)耳鸣

耳鸣是一主观症状,可以是 MD 最早期症状,有时比其他症状早几年,而未引起患者重视。Mawson 报道,80% 的患者有此症状,病程早期常为嗡嗡或吹风样声,属低频性耳鸣,患者常能耐受,后期蝉鸣属高频性耳鸣,整天存在,在安静环境中耳鸣加重,患者常不能耐受,但尚能入睡,说明大脑皮质抑制时耳鸣减轻或消失,发病前耳鸣加重,眩晕缓解后耳鸣减轻。耳鸣有以下特点:①耳鸣强度与听力损害程度一致;②耳鸣声调与听力损害频率区有关,可用耳鸣匹配曲线确定其为高频或低频性耳鸣,高频听力下降,常引起高频性耳鸣低频听力下降,常引起低频性耳鸣;③随着病程进展,由于适应耳鸣,症状可减轻。耳鸣的机制不清,病程早期蜗顶部内淋巴压高,常出现低频听力下降及低频性耳鸣。耳鸣的发生还可能与基膜变形、外毛细胞与覆膜关系改变而异常放电有关。可根据耳鸣确定病变侧别,耳鸣的消长反映病变的转归。

(三)耳聋

听力下降是主要症状,急性发作时被眩晕掩盖,早期低频感音神经性聋,常呈可逆性,有明显波动性听力减退者只 1/4,虽然患耳听力下降,但又惧怕强声、尖声刺激,此种现象表明有重振,是一种响度畸变,可能由于外毛细胞受损,强声刺激下内毛细胞对听觉的增补作用,MD 的听力损失可在 1～2 年内发病数次后即达 60dB,也可能多次波动后听力仍正常,也可能某次严重发病后达全聋,故听力丧失与发作次数、持续时间无一定相关性,随病情发展耳聋加重,高频亦下降且无波动现象,总的趋势是每况愈下,最后可呈严重感音神经性耳聋或全聋。在发作间歇期,对同一声音,两耳感到声调不同,患耳听到的声调较高,这种现象称复听,是一种音调畸变,复听和重震都是耳蜗感音性聋的特殊症状。

(四)耳内闷胀感

以前认为,耳聋、耳鸣、眩晕为 MD 典型三联征。1946 年后发现 1/3 的患者有患耳胀满感,甚至患耳前、后区亦有压迫、胀满感,发生在病程的早期,常出现于眩晕发作之前,经过反复发作此症状不明显或患者适应了常不诉此症,许多学者将其归之于 MD 的第四联征。此症机制不清,过去有学者认为膜迷路没有压力感受器,现认为可能与内淋巴高压有关,Pulec 观察到刺破球囊后压迫感突然缓解。Schuknecht 治疗 1 例经内外科治疗耳闷不减的患者,行耳蜗神经切断后,压力感消失,笔者亦观察到内淋巴囊减压后耳闷感减轻或消失。

(五)自主神经症状

恶心、呕吐、出汗及面色苍白等自主神经症状是剧烈眩晕发作的伴随症状,其出现常反映眩晕的剧烈程度,自主神经症状与自发眼震一样都是 MD 的客观体征,William 认为这是一种诱发症状,是由于前庭神经核与迷走神经核位置较近,前庭神经核受刺激后,兴奋扩散引起迷走神经兴奋而出现恶心、呕吐,甚至腹泻、心率变慢、出汗等症状。

(六)平衡障碍

MD 缓解期除听觉障碍外,少数患者平衡功能障碍,表现为持续性不稳感,或偏向一侧的倾向。有时发生防护性倾倒,如行走间突感前方道路向下沉,为防止向前跌倒而将身体后仰,结果向后跌倒;有时觉前方道路升高,怕向后跌倒而发生向前扑倒,这种跌倒称防护性跌倒,原因不清,推测因球囊膨胀,将椭圆囊斑向后挤压至半规管,而产生的位置觉障碍的结果。四大症状出现的先后、持续时间无一定规律。

六、体征

MD 发作时间短暂,患者在高潮期不敢动,动辄天旋地转、恶心、呕吐,都是急性期过后就诊,临床很少看到高潮期体征,高潮过后患者已是疲惫不堪,面色苍白,双目紧闭,神情不安如患大病,听及前庭功能检查绝大多数在间歇期进行,常见到体征及检查结果如下。

(一)听功能检查

1. 纯音测听

早期即可逆期,为低频(0.25～1kHz)听力下降,是上升型听力曲线,多次检查有 10～30dB 的波动;中期高频(4～8kHz)下降,2kHz 听力正常呈"峰"型曲线;后期 2kHz 亦下降或高频进一步下降,呈平坦型或下坡型曲线。

2. 重振试验

正常情况下,人耳对声音主观判断的响度随刺激声音强度变化而增减,MD 患者病变在耳蜗,出现声音强度与响度不成比例变化,强度略有增加而响度增加明显,此种现象称重振,可通过以下阈上功能检查证实是否有听觉重振。

(1)双耳响度平衡试验(ABLB):如果双耳阈差超过 35dB,患耳接收 80dB 纯音刺激时,可被健耳 45dB 纯音平衡,这种现象称重振,MD 早期常呈阳性。

(2)短增敏感指数(SISI)测试:耳蜗病变,对微细声强改变比正常人敏感,正常听力者,传导性耳聋、听神经瘤患者各音频的 SI-SI 值一般为 0～20％,而 MD 患者可达 60％～100％。

(3)Bekesy 自描听力计测试呈 Jerger Ⅱ 型曲线。

(4)导抗测听镫肌反射阈下降:正常人听阈与声反射阈之间差 70dB 以上,即阈上 70dB 始出现镫肌反射,有重振者两者差≤60dB 就出现反射,此试验不但表示有否重振,还可提示重振的程度,可作为 MD 诊断根据。

3. 电反应测听

用电反应仪可客观地测出从蜗神经到脑干下丘核的电位,MD 的听力损伤在耳蜗,用耳蜗电图(EcochG)可测得总和电位(SP)与蜗神经动作电位(AP)幅度的比值,Kumagami 认为 $-SP/AP≥30％$ 可作为内淋巴积水的诊断根据,国内多家报道 $-SP/AP$ 比值≥40％作为耳蜗病变的诊断根据,Margolis 认为膜迷路积水初期,临床表现波动性低频下降,EcochG 检查 $-SP/AP$ 比值明显增大,当出现不可逆感音神经性聋时,听神经和毛细胞明显受损,内淋巴压力不高,眩晕减轻,EcochG 所有电位均降低或不能测出电位,故 MD 晚期 $-SP/AP$ 比值不高。解放军总医院统计 MD 患者 $-SP/AP≥37％$ 者占 78.6％。

4. 甘油试验

此试验有特异性,首先由 Klockhoff(1966)提出,原理是利用甘油的高渗作用,改变膜迷路的渗透压,促进内耳水分重新吸收,甘油分子直径较小,能通过血液—外淋巴屏障,进入外淋巴,但不能通过渗透性更小的内、外淋巴屏障,造成内外淋巴间渗透压梯度,内淋巴得以脱水而一时改善听力。亦有报道,甘油可通过血管纹边缘细胞小孔进入胞内,使胞内渗透压升高,吸收内淋巴水分,并排出到细胞间,可减轻膜迷路积水。甘油试验作为 MD 辅助诊断已广泛应用,按 1.2g/kg 加 50％生理盐水服用,为减少胃肠道刺激可加入橙汁、柠檬汁调味,空腹服用,服前及服后 1h、2h、3h 纯音测听,1h 听力有增进,2～3h 听力增进最明显,0.25～1kHz 连续 2 个频率听阈下降 10dB 者,或 1 个频率听阈下降 15dB 者判为甘油试验阳性,Klockhoff 指出仅低频感音神经性聋者阳性率高,年轻人阳性率高于老年人。晚期前庭膜与前庭阶骨壁粘连或毛细胞已退行性变,尽管甘油试验能降低内淋巴压力但听力无改善,该试验阳性具有诊断价值,阴性亦不能排除本病,据国内外报道,本病阳性率为 50％～60％。服甘油后除纯音测听外还可用导抗测听及 EcochG 检查,由于膜迷路积水内耳机械压力增大,故患耳声顺值降低,Morrison 用 660Hz 作探测音,发现服甘油后最大声导改变与语频听阈、语言识别率改善显著相关,认为最大声导的测量可作为判断内耳功能可逆性的客观标准。服甘油后-SP/AP 比值下降 15％为阳性。Brookes 发现服甘油后 14.9％的患者听力下降,以前归因于甘油的不良反应,现推测为积水后期膜迷路膨胀,可能是蜗管周围紧密联结出现缝隙甘油进入中阶而加重积水之故。耳声发射(OAE)检查已应用于 MD 的诊断,Horner 动物实验观察到畸变产物耳声发射受损的变化早于 AP,可作为 MD 的早期诊断根据。Bonfils 观察 34 例患者,服甘油后 13 耳 OAE 增进,4 耳由无 OAE 转为出现 OAE;Kubo 用耳声发射频率中主峰变化作诊断,MD 主峰频率低于正常人,服甘油后主峰由 0.8Hz 升为 1.6Hz,与正常人接近。甘油试验除诊断价值外尚有选择治疗方法和手术方式的价值,本试验阳性者可选择脱水治疗或内淋巴囊减压术。

(二)前庭功能检查

发作早期少数患者前庭功能处于激惹状态,可见到向患侧水平型眼震,称为刺激性眼震;几小时后前庭处于抑制状态,可看到向健侧水平或水平旋转型眼震,称麻痹型眼震,因受视固定的影响,微弱眼震常被抑制而不易察觉,若借助 Frenzel 眼镜或眼震仪,可提高自发眼震的检出率。位置眼震亦属自发性眼震范畴,其方向常与自发性眼震一致,由于体位变化阳性率高于自发性眼震。眼震方向对确定病变侧别有重要价值。急性发作期后或间歇期可行眼震电图或平衡功能测试。

1. 前庭眼反射(VOR)检查

半规管功能采用冷热试验,帮助确定病变侧别及程度,常用方法有以下几种。

(1)微量冰水试验法:在床旁或诊室定性检查,肉眼观察眼震类型及持续时间,确定病变侧别。

(2)Hallpike法:冷热水或空气刺激外耳道,用眼震电图仪计算眼震之慢相角速度,以相对值计算双侧不对称比CP值。MD常表现为患侧半规管功能低下,冷热试验正常者亦不排除本病,Stahle(1976)报道,95%冷热反应低下,4%正常,1%敏感。Pfaltz(1981)报道,前庭功能丧失者占11%,反应降低者占62%,正常者占27%。作者1996年检查121例(166耳)MD患者的冷热试验,正常者占31.4%,低下者占68.6%。各家报道差异很大,CP值在59%~90%。

(3)前庭重振:是否前庭系统也类似听觉有重振现象,至今看法不一,Torok(1970)用弱和强冷热刺激正常人和患者,用强刺激产生不成比例的眼震频率增强,称前庭重振,不成比例减弱称前庭减振。亦可用旋转试验进行重振检查,当$1°/s^2$角加速度旋转激发眼震有优势偏向(DP)对侧,当角加速度增强至$2°/s^2$或$4°/s^2$时DP减弱或消失,这一现象称前庭重振,提示前庭终器反应不足,为末梢性病变;若在一般刺激条件下并无眼震优势偏向,高强度刺激下才出现优势偏向,称前庭减振,多为中枢性病变,一般认为前庭末梢病变有重振现象。此项试验烦琐,患者不能配合,报道不多。

2. 前庭脊髓反射的检查

眩晕发作后可做原地踏步试验,走直线试验,做书写、过指及 Romberg 试验,患者均向前庭功能损害侧偏斜。现用静态姿势图定量检查 Romberg 试验,可定量测试晃动轨迹的长度和速度,MD者晃动的轨迹较正常人长,速度大,重心后移。

(三)影像学检查

Arnold(1990)等学者认为 MD 与正常人乳突无差别,Stahle(1983)认为该病乳突气化减低,前庭小管发育异常,Paparella 内淋巴囊手术乳突轮廓化时发现 MD 者 Trautmann 三角区较正常颞骨明显缩小;Yamamoto用 CT 三维重建前庭导水管外口,正常人为 6.4mm,而 MD 者仅为 3.7mm。现 MRI 水成像可清晰看到耳蜗、半规管、前庭和内淋巴囊。Tanioka 用 MRI 梯度回波技术观察正常人及 MD,正常人内淋巴囊完全显影;MD 在疾病的中早期内淋巴囊显影,晚期则不显影;眩晕发作急性期检查患耳的内淋巴囊和管均不显影,但健耳显影,该学者仅观察 22 例 MD,有待更多人群观察和随访研究加以证实。MRI 技术能显示出各半规管、前庭、内淋巴囊及蜗管有可能成为诊断 MD 重要的手段,但价格昂贵,检查费时尚不能普遍接受。

2007 年,Nakashima 等首先运用 3T 磁共振加钆造影试图对梅尼埃病患者的内淋巴积水成像。此研究经鼓膜穿刺鼓室内注射造影剂钆,内耳三维快速液体衰减反转恢复磁共振(3D-FLAIRMRI)显影外淋巴,以判断内淋巴是否积水。国内刘芳等用无创性的经咽鼓管鼓室内导入造影剂钆技术,进行内耳三维快速液体衰减反转恢复磁共振(3D-FLAIRMRI)扫描,可以显像梅尼埃病患者的内淋巴情况。陈曦等研究发现经鼓室钆注射内耳成像技术对梅尼埃病患者内耳膜迷路积水显示的阳性率高达 96.1%,在总结大量病例的基础上,通过对钆造影剂在外淋巴间隙的分布情况进行评分,提出了适用于内耳膜迷路积水的 MRI 评分体系及诊断标准,既有基于迷路各部位评分的诊断标准,也有基于总分的诊断标准。该评分方法可以简便、有效地诊断膜迷路积水,也为临床病情程度分级和治疗效果的评价提供了一套量化的指标。该 MRI 评分体系可用于膜迷路积水的辅助判断。

七、诊断与鉴别诊断

(一)诊断根据

1. 典型三联征发作史

即发作旋转性眩晕,伴耳聋、耳鸣,约 1/3 的患者有耳堵塞感,故称四联征。多数是三联征同时出现,少数以耳聋、耳鸣、耳闷为首发症状,或以眩晕为首发症状,若干年后才出现典型三联征,每次发作时间在 20min 以上,伴恶心、呕吐、平衡障碍,间歇期数日或数年。至少发作 2 次以上,每次 20min 以上,至少一次听力下降方能诊断 MD。

2. 听功能检查

纯音测听低频下降呈典型上升型曲线,听力波动以低频为主,波动范围在 10～30dB,中期高频下降为 2kHz 听力较好,呈峰形曲线。晚期呈下坡型或平坦型曲线或听力全丧失,EcochG-SP 占优势,$-SP/AP$ 比值≥40%。言语识别率与纯音一样,呈波动性变化,一般为 50%～100%。

3. 重振试验

患者既感耳聋又惧怕尖声刺激可能是重振现象,患耳 SISI 值可≥70%;Bekesy 为Ⅱ型曲线;阻抗测听镫肌反射阈≤60dB,EcochG-SP/AP≥0.4 均提示病变在耳蜗。

4. 甘油试验

空腹服甘油前及服后 1～3h 复查纯音测听,低频听阈可降低 10～30dB;EcochG-SP/AP 较服甘油前比值下降 15%。

5. 平衡功能检查

早期膜迷路积水限于下迷路未波及前庭及半规管,冷热试验可正常,绝大多数患侧半规管功能低下。

除 MD 病外,其他内耳疾病和第Ⅷ对脑神经病变亦可出现眩晕、耳聋、耳鸣,应在排除其他疾病基础上诊断本病。

(二)鉴别诊断

诊断 MD 时应排除以下疾病。

1. 突发性聋

在很短时间内出现严重的感音神经性聋,若伴眩晕,很容易与 MD 首次犯病相混淆,抓住要点是能区别的。

(1)突发性聋是以高频下降为主,而 MD 早期以低频下降为主,且有听力波动。

(2)本病眩晕 2～3d 减轻或消失以后不再复发,而 MD 反复发作眩晕。

(3)服用利尿药或甘油后 MD 听力有恢复,而突发性聋无效。

2. 脑桥小脑角肿瘤

以听神经瘤多见,早期出现耳聋、耳鸣,且逐渐加重,当瘤体长大时压迫内耳动脉可出现眩晕及突聋,鉴别要点如下。

(1)听神经瘤发病缓慢,虽有耳聋、耳鸣,但很少有发作性眩晕,以平衡障碍为主。

(2)听功能检查纯音以高频下降为主;Bekesy 呈Ⅲ或Ⅳ型,声阻抗有声衰现象,脑干电反应测听Ⅰ～Ⅴ间期延长,或Ⅲ～Ⅴ间期消失。

(3)甘油试验阴性。

(4)阈上听功能检查无重振现象。

(5)ENG 检查除半规管功能低下外,尚出现视辨距不良,患侧 OKN 减弱,视跟踪Ⅲ型曲线,固视失败等视动中枢异常现象。

(6)同侧角膜反射迟钝。

(7)影像检查:CT 见内听道扩大,脑桥小脑角有占位病变,将脑干推向对侧。

3. 良性阵发性位置性眩晕(BPPV)

特点为头位变动或某一特定头位时出现眩晕及眼震,发作时与 MD 相似,鉴别要点如下。

(1)典型 BPPV 间歇期无任何症状及体征,听及前庭功能正常,而 MD 有耳聋、耳鸣及位听功能异常。

(2)在特定临界体位症状明显,后半规管壶腹结石最常见的为旋转型眼震,其他体位无症状,MD 任何体位都可眩晕,患侧卧更明显,眼震为水平型向健侧。

(3)体位治疗后症状可缓解,而 MD 活动体位症状加重。

(4)BPPV 眩晕发作数秒或几分钟,而 MD 眩晕时间长达数小时或数日。

4. 前庭神经病变

包括前庭神经炎症或前庭神经供血不足,可于感冒后突发眩晕、恶心、呕吐。鉴别点为本病无耳蜗症状,眩晕持续时间较长,代偿后眩晕消失,很少复发。

5. 后循环缺血(PCI)

可由于血管痉挛、栓塞,亦可由于心律失常、低血压、心搏出量不足或血黏稠度高等因素造成迷路动脉供血不足,据报道,PCI 50%～75%的患者以眩晕为首发症状,鉴别点如下。

(1)本病发病年龄在 50～60 岁或以上,MD 发病都在 50 岁以下。

(2)有视物模糊、复视、核间肌麻痹、言语含糊、讷吃、猝倒等脑干缺血症状。

(3)影像学检查可见腔隙性脑梗死、颈椎骨质增生、椎间孔与横突孔变窄等表现;血管造影有动脉钙化、狭窄或阻塞现象。

(4)颈部血管彩超检查及穿颅 Dopple 检查,显示椎-基底动脉供血不足。

6. 氨基糖苷类药物中毒性眩晕

无论全身或局部给药并非立即出现眩晕,而是在体内累积到一定程度,内耳毛细胞受侵后出现症状,故常忽略用药史,误认为其他原因引起眩晕。症状的轻重与持续时间,因个体敏感性及用药量而有差异。短暂急性期过后,出现视觉识别障碍性眩晕(Dandy 综合征),即头位静止状态不晕,走动时前庭反射性视觉调节障碍物像不能快速落在黄斑部,而出现眩晕,此症维持时间很长,细心追问病史,根据此类药物用量及用药时间,可与 MD 病鉴别,若无听力障碍更易鉴别。

7. 外伤性眩晕

外伤引起急性眩晕可由于迷路震荡,亦可能为颞骨骨折内耳出血引起眩晕,外伤后期出现眩晕可能由于内淋巴管阻塞或断裂继发膜迷路积水所致,有外伤史及影像学检查可与 MD 区别。

8. 颅颈结合部畸形

包括扁平颅底、颅底凹陷、小脑扁桃体下疝、寰枕融合、寰枢融合等先天畸形,常到壮年发病,位、听功能检查及甘油试验酷似 MD,此病除 MD 特点外,尚有肢体动作不协调,步态不稳,垂直型不疲劳眼震,视动功能明显障碍等异常,影像检查枢椎齿突超过 Chamberlain 线 3mm以上,小脑扁桃体下疝出枕大孔等改变,易与 MD 鉴别。

9. 癫痫小发作

易与 MD 混淆,但以下特点可鉴别,此病发作时间短暂,有瞬间意识丧失及抽搐现象,一般无耳蜗症状,无眼震,脑电图有病灶异常波,发作后可能有暂时记忆缺失及知觉障碍,癫痫大发作可以眩晕为先兆,发展至最后方出现典型癫痫症状。

八、治疗

因机制不清,MD 治疗方法繁多,反映疗效不佳,各种治疗方法一是根据 MD 发病机制之各种学说;二是根据文献报道治疗经验的积累及经验发现。治疗目的是消除眩晕,保存听力,减轻耳鸣与平衡失调,防止病情进展。急性发作期患者主要痛苦为眩晕及恶心、呕吐,患者常急诊于耳科及神经内科,缓解期以耳聋、耳鸣为主常就诊于耳鼻咽喉科,故 MD 治疗分急性发作期及间歇期阐述。

(一)急性发作期治疗

1. 一般治疗

绝对卧床休息,嘱患者取舒适体位,闭目,头固定不动,避免声光刺激,耐心解释病情,说明本病为内耳疾病,并无生命危险,通过治疗可缓解,消除其恐惧及焦虑心理。控制食盐和水分的摄取,水分控制在每天 1000～1500mL 或以下,食盐控制在 1.5g/d 左右。

2. 前庭神经镇静药

(1)地西泮(安定):是 7-氨基酸 T 受体抑制药,可抑制前庭神经核的活性,有抗焦虑及肌肉松弛作用,5～10mg 口服,每天 1～2 次,若呕吐严重可改用 10mg 肌内注射或静脉滴注。

(2)利多卡因:利多卡因静脉滴注能阻滞各种神经冲动,作用于脑干及前庭终器,可按 1～2mg/kg 加入 5％葡萄糖 100～200mL 静脉滴注或缓推,既可减轻眩晕使患者安静入睡,也可减轻耳鸣,据一般报道,本品对眩晕、呕吐、耳鸣控制良好,有效率可达 80％。

3. 抗胆碱能制剂

抗胆碱药能阻滞胆碱能受体,使乙酰胆碱不能与受体结合,能解除平滑肌痉挛,使血管扩张,改善内耳微循环,抑制腺体分泌,适用于自主神经反应严重,胃肠症状明显者。

(1)氢溴东莨菪碱属副交感神经阻滞药,0.3～0.5mg 口服、皮下注射或稀释于 5％葡萄糖溶液 10mL 静脉注射。

(2)使用东莨菪碱透皮治疗系统(TTS-S),由于东莨菪碱口服或注射半衰期短,需频繁给药,血液药物浓度曲线有"峰谷"现象,很难掌握用量。20 世纪 70 年代后期制成 TTS-S,贴剂疗效快且可持续给药,据观察疗效优于茶苯海明(晕海宁)及美克洛嗪(敏可静),对控制 MD 性眩晕效果良好。不良反应为口干,但较口服及注射本剂轻,TTS-S 对恶心、呕吐严重者尤为适用。

(3)硫酸阿托品 0.5mg,皮下注射或稀释后静脉滴注。

(4)山莨菪碱(654-2)氢溴酸注射液 10mg,肌内注射或静脉滴注。

注意:青光眼患者忌用抗胆碱能药,有扩大瞳孔、提高眼压的风险。

4. 具有抑制前庭神经又有抗胆碱能作用的药物

此类抗眩晕药见表 5-1。

5. 血管扩张药

内耳微血管障碍是本病原因,故改善微循环药物,对控制眩晕、耳聋、耳鸣效果良好。

(1)倍他司汀:其结构与磷酸组胺相似,商品名为敏使朗、美克乐、培他司汀,为组胺类药,有强烈血管扩张作用,改善脑及内耳循环,可抑制组胺释放,产生抗过敏作用,控制内耳性眩晕效果较好。口服:4～8mg,每天 3 次;肌内注射:2～4mg,每天 3 次。静脉用倍他司汀 20～40mg,加入生理盐水 200mL,静脉滴注,10～15d 为 1 个疗程。

表 5-1　常用抗眩晕制剂

药名	制剂	作用与用途	用法	不良反应
茶苯海明	片剂:50mg	有镇吐、防晕作用	50mg 眩晕发作时,口服	嗜睡及皮疹
晕动片	片剂:含东莨菪碱 0.2mg,巴比妥钠 0.03g,阿托品 0.15mg	镇吐、抗晕	1 片,眩晕时服	嗜睡,口干,扩瞳,青光眼忌服
地芬尼多(眩晕停)	片剂:25mg	对中枢和末梢性眩晕、颈源性眩晕都有治疗效果 1～2 片,3/d	口干。青光眼、肾衰竭者禁用	
异丙嗪(非那根)	片剂:25mg;针剂:25mg 或 50mg	抗组胺药,作用较苯海拉明持久,镇吐抗晕	眩晕发作时,口服、肌内注射或静脉滴注,不宜皮下注射	嗜睡,困倦,口干,皮炎

(2)氟桂利嗪:是新型选择性 Ca^{2+} 通道阻滞药,可阻滞在缺氧条件下 Ca^{2+} 跨膜进入胞内,造成细胞死亡。另可抑制血管收缩降低血管阻力,降低血管通透性减轻膜迷路积水,增加耳蜗内辐射小动脉血流量,改善内耳微循环,对中枢及末梢性眩晕均有疗效,10mg 口服,每天 1 次,持续服药 1 个月,有嗜睡等不良反应。

(3)碳酸氢钠(NaHCO$_3$)：动物实验证明，中、小动脉痉挛时，静脉滴注碳酸氢钠后血管扩张，常用浓度有 4%～7%，7%可按 2mL/kg 给药。通常用 4% NaHCO$_3$ 200～400mL，静脉滴注。用药机制为药物吸收后中和病变区的酸性代谢产物，释放 CO$_2$，局部 CO$_2$ 分压增加，扩张毛细血管，改善微循环；提高机体碱储备，促进营养过程正常化，多数作者应用此药能缓解症状，每天 1 次可连续静脉滴注 5d。

(4)磷酸组胺：该药静脉注射前做皮试，观察无反应方可静脉滴注。皮试方法：1mg 磷酸组胺稀释 10 倍，做皮丘试验，红晕不明显方可静脉滴注，1～2mg 加入 5% 葡萄糖溶液 200mL 中静脉滴注，10～20 滴/min，每天 1 次，7 次为 1 个疗程，滴注期须专人观察，定期测呼吸及血压，皮肤微红轻度瘙痒为适宜量，若皮肤明显发红、心慌、胸闷应减量或停药。

(5)盐酸罂粟碱：对血管平滑肌有松弛作用，使脑血管阻力降低，用于脑血管痉挛及栓塞，能控制 MD 引起的眩晕，每次 30～60mg 口服，每天 3 次；皮下、肌内及静脉注射每次量 30～60mg，每天不宜超过 300mg。

(6)5% CO$_2$ 混合氧吸入：CO$_2$ 吸入使内耳微循环改善，还可影响血管纹中碳酸酐酶，将氢离子吸入蜗管，降低内淋巴 pH，可减轻症状，每次吸入 15min，每天 3 次。

(7)灯盏花黄酮注射液：使内耳微血管扩张，降低外周血管阻力，5mg/ml，10～20mg 加入等渗溶液，静脉滴注，每天 1 次，7～14d 为 1 个疗程。

(8)洛斯宝(麦角隐亭咖啡因)：直接扩张缺血区微血管，减少乳酸堆积；cAMP 增加，促进突触处神经冲动的传递，维持神经元的正常形态及跨膜电位，改善位听功能，4mL 口服，每天 2 次，饭前服，10～20d 为 1 个疗程。

(9)金纳多注射剂：为银杏叶提取物，能清除体内过多自由基；通过刺激儿茶酚胺的释放，引起动脉舒张，保持血管张力；降低血液黏稠度，增加神经递质受体的数量。常用量为 17.5mg×6 支加于生理盐水 250mL 中静脉滴注，每天 1 次，共 10 次。

6. **降低血液黏稠度**

(1)川芎嗪：有抗血小板聚集作用，对已聚集血小板有解聚作用，抑制平滑肌痉挛扩张小血管，改善微循环，能通过血脑屏障，有抗血栓和溶血栓作用。口服 100mg，每天 1 次；肌内注射 40～80mg，每天 1～2 次，可静脉滴注 40～80mg 加入 5%～10% 葡萄糖 250～500mL 中，每天 1 次，7～10 次为 1 个疗程。

(2)复方丹参：能活血化瘀，具有扩张小血管、抑制凝血、促进组织修复作用，实验证明复方丹参针剂能增强缺氧耐受力，使脑及冠状动脉血流量增加，聚集的红细胞有不同程度解聚，降低血液黏稠度，减少纤维蛋白原含量。口服每次 3 片，每天 3 次；肌内注射 2mL，每天 2 次；以本品 8～16mL 加入右旋糖酐-40(低分子右旋糖酐)或 5% 葡萄糖液 100～500mL，静脉滴注，每天 1 次，2 周为 1 个疗程。

7. **利尿药**

病理证实 MD 病理改变为膜迷路积水，故可采用利尿药脱水治疗，常用的利尿药有以下几种。

(1)乙酰唑胺：为碳酸酐酶抑制药，使肾小球 H$^+$ 与 Na$^+$ 交换减慢，水分排泄增快，消除内耳水肿。250mg 口服,每天 1～2 次,早餐后服药疗效最高,服药后作用可持续 6～8h,急性发作疗效较好,长期服用,可同时用氯化钾缓释片 0.5g,每天 3 次,动物实验证明静脉注射 Diamox 后外淋巴渗透压明显降低,血清渗透压无改变。

(2)氢氯噻嗪(双氢克尿塞):直接作用肾髓襻升支和远曲小管,抑制 Na^+ 的再吸收,促进氯化钠和水分排泄,也增加钾的排泄,口服 1h 出现利尿作用,2h 达高峰,持续 12h;每天量为 25～75mg,每天 2～3 次,口服 1 周后停药或减量,长服此药可引起低血钾故应补钾。

(3)氨苯蝶啶:留钾利尿药,主要作用于远曲小管,增加 Na^+、Cl^- 排出,保留钾,常与失钾利尿药合用,50mg,每天 3 次餐后服。

(4)50%甘油溶液:口服 50～60mL,每天 2 次,能增加外淋巴渗透压,以减轻膜迷路积水,为减轻甘油对胃肠刺激可加入少许橘汁或柠檬汁调味。

8. 其他辅助治疗

(1)右旋糖酐-40(低分子右旋糖酐):降低血液黏稠度防止血管内凝血,本品输入血管内,能吸附红细胞、血小板,改变其表面负电荷,根据"同性相斥"原理,使红细胞相斥不易凝聚,能提高血浆胶体渗透压,其平均分子量约 4 万个,因分子量较小使组织液进入血管,增加血容量,有稀释血液作用,在体内停留时间较短,易从尿中排出,有渗透性利尿作用,还可改善耳蜗微循环。用于眩晕早期有一定疗效,250～500mL/d,静脉滴注。

(2)三磷酸腺苷(ATP):ATP 及代谢产物腺苷,可直接使血管平滑肌舒张,降低血压,参与体内脂肪、蛋白、糖核苷酸代谢,并在体内释放能量,供细胞利用。10～20mg 肌内注射或加入右旋糖酐-40,静脉滴注,每天 1 次,1～2 周为 1 个疗程。

(3)类固醇治疗:若拟诊为自身免疫或变态反应因素有关的 MD,可口服或静脉滴注类固醇,地塞米松片 0.75mg 口服,每天 3 次,1 周后递减;或地塞米松 5～10mg,静脉滴注,3d 后可递减。

(4)外耳道加压或减压治疗:研究压力对内耳的影响是治疗 MD 的新途径,Densert(1975)首次报道用－900～－300mmH₂O 的压力箱及 25mmH₂O 正压治疗 MD 取得良好效果。Tjernstrom(1979)用负压治疗急性 MD 发作患者 44%～45%的听力得以改善且维持较久,动物实验证明:①向中耳加压 EcochG 有改善,-SP 波幅下降,波形趋于正常;②正压使前庭神经反应加快;③中耳加压引起外淋巴压增高,使内淋巴流向内淋巴囊;④中耳增压使壶腹嵴、囊斑心钠素(ANP)分泌增加,ANP 通过抑制腺苷酸环化酶(cAMP)的活性调节内淋巴容量。压力治疗对病史短,听力有波动者效果较好,变压治疗 MD 虽机制不清,但方法简单易行有一定疗效,通过负压箱进行负压治疗或经鼓膜穿孔正压治疗,可在门诊进行。Meniett 仪的诞生及应用是一种创伤小、有一定价值的治疗。

(二)间歇期的治疗

若无症状无须任何治疗,有平衡障碍、耳聋、耳鸣者,可根据症状特点进行相应治疗,目的是防止眩晕发作及听力进一步下降。

1. 防止眩晕急性发作

生活规律,减少精神、情绪刺激,低盐饮食,每天限定盐在 1.5g 以下,建议患者避免 CATS

（咖啡、酒、烟和紧张），可防止眩晕发作。

2. 对耳聋、耳鸣等耳蜗症状的治疗

常选用血管扩张药，改善内耳微循环，拟诊内淋巴高压者可加服利尿药，用法、用量已在"急性发作期治疗"中阐述，但用药强度比急性发作期缓和。

3. 氨基糖苷类抗生素（AmAn）在 MD 的应用

半个世纪以来 MD 内外科治疗不尽如人意，前庭神经切断术疗效较好，患者多数不愿接受开颅术而宁愿任其发展致全聋，眩晕自然消失的结局。为了寻找疗效佳、操作简单的方法，现纷纷利用 AmAn 的不良反应破坏前庭终器，消除顽固眩晕。Fowler（1948）首先用肌内注射链霉素治疗双侧 MD；Schuknecht（1957）改用该药在鼓室内注射治疗单侧致残性梅尼埃病；Beck（1978）改用庆大霉素鼓室内注射取得良好效果；Shea（1986）利用椭圆囊和骨壁间有一网状结构，即"膜界限"，根据其分隔上下迷路解剖特点，行半规管开窗链霉素外淋巴间隙灌注治疗 MD，使药物蓄积在迷路达破坏前庭保存耳蜗的目的，为外半规管开窗给药提供解剖基础，半规管给药对前庭损害是全身给药的 4 倍。Murofushi 报道 1 例前庭神经切断术后未能奏效，而鼓室庆大霉素注射获成功的病例；笔者观察 1 例外半规管链霉素灌流失败，鼓室注射庆大霉素控制眩晕的病例。鼓室内注射庆大霉素（ITG），也称为"化学性迷路切除"，已成为一种治疗 MD 的方法，疗效和机制一直存在争论。传统的观点认为，庆大霉素可通过对产生部分内淋巴液的前庭暗细胞的毒性作用破坏其分泌功能，影响内淋巴液的生化环境，达到缓解膜迷路积水的目的。从总体有效率上看内淋巴分流术为 62%，而鼓室内注入庆大霉素为 56%，在眩晕控制方面是 86% 比 71%，ITG 的疗效具有不稳定性。

（1）治疗机制：Kimura（1988）认为庆大霉素能同时损害前庭和耳蜗毛细胞，对前庭的损害重于耳蜗，从生物性质看，庆大霉素含氨基和胍基带正电荷，与带负电荷的前庭毛细胞相吸，与带正电荷的耳蜗毛细胞相斥，即对前庭毛细胞有亲和力易受损害。Hayashida（1985）认为 Ⅰ 型前庭毛细胞是庆大霉素靶细胞，该细胞受损后不向中枢传递病理性兴奋达消除眩晕目的；Pender 认为庆大霉素除破坏毛细胞外，还损害前庭系暗细胞分泌功能，而且暗细胞破坏发生在毛细胞受损之前，鼓室注射庆大霉素可降低内淋巴压而保存听力，药物进入鼓室后，经过圆窗膜、前庭窗环韧带、微小血管淋巴管、中内耳间骨缝进入外淋巴液，再渗透到内淋巴及毛细胞，历时 48～72h，而内淋巴液及毛细胞向外排泄药物很缓慢，很少剂量就足以破坏前庭功能。

庆大霉素较链霉素的安全系数高，能较好地保护听力，而且治疗量与中毒量相距较大，是 ITG 的常用药物。氨基糖苷类抗生素进入毛细胞的途径主要有 2 个：①庆大霉素进入外淋巴液后经基底部胞膜的离子通道进入毛细胞；②庆大霉素进入内淋巴液后经毛细胞的顶端的机械门通道或细胞的吞饮作用进入毛细胞。Parnes 发现，鼓室局部给药后在前庭阶和鼓阶中的药物浓度相似，而内淋巴液中的药物浓度则远远高于前庭阶和鼓阶，可能存在某种主动机制使得药物在内淋巴液内能够进一步聚集，更有利于药物在内耳中发挥作用。耳蜗基底膜底部的毛细胞摄取 AmAn 的速度和量远快于和多于顶部的毛细胞；外毛细胞快于内毛细胞；内排外毛细胞快于外排外毛细胞。AmAn 在毛细胞内滞留时间可达 11 个月。AmAn 进入内耳后致使内耳毛细胞和传入神经元死亡和丢失，是通过细胞坏死和凋亡这两种形式实现的。具体的机制包括：①AmAn 通过损伤线粒体和溶酶体两个途径致毛细胞坏死。②AmAn 致毛细胞凋亡通过多条途径实现，其中激活 Caspase 信号和 c-Jun-N-端激酶（JNK）是两条重要的途径。③AmAn 在毛细胞内诱发细胞内活性氧产物（ROS）的形成，ROS 在细胞内大量堆积使细胞坏死或凋亡。

（2）治疗方法：AmAn 药物中，庆大霉素较链霉素安全系数大，即有较大治疗窗，治疗量与中毒量相距较大，该药 1964 年问世，以其良好的危险/疗效比而成为主要的 AmAn 类药，耳聋的出现率低于链霉素，又因其本身就是水剂，注射入中耳腔有疼痛轻等优点，现多数采用庆大霉素鼓室注射。它是一种酸性药物，pH 为 5，使用前用碳酸氢钠中和，配制方法为 4 万 U 相当于 40mg/ml 庆大霉素加入 5%碳酸氢钠 0.5mL 缓冲至 1.5mL，安瓿庆大霉素终末浓度为 30mg/ml，pH=6.8。患者取仰卧位，头向健侧转 15°，在手术显微镜下，表麻鼓膜后用细腰穿针将配制好的庆大霉素溶液经鼓膜前方注入鼓室内 0.3～0.5mL，尽可能保证液平面超过圆窗和前庭窗，保持头位 30～60min。治疗过程中告诫患者避免吞咽动作。一般分为急性与慢性两种给药模式，急性给药为每天鼓室注射 1 次，连续 3～5 次为 1 个疗程，多数学者采用此法，连续给药使听力易受损害。为保存听力，Toth 和 Parnes 提出慢性给药法，每周注射 1 次可减少听力损害，除经鼓膜注射法外，尚有经鼓膜置管连续滴药，圆窗龛处置微导管连微型泵或含庆大霉素的吸收性明胶海绵等方法，用药 2～4 周后若出现振动性幻觉、眩晕、运动失调、眼震、耳聋、耳鸣时停药。Parnes 比较急性与慢性两种给药方法，发现每周给药组耳聋程度轻，眩晕控制率为 80%，听力损害率＞30%，Guaranta 及 longrid（2000）提出低剂量给药法，庆大霉素为 20mg/ml，眩晕控制率＞90%，治疗前及治疗后 1～3 个月每月进行听及前庭功能检查，治疗结果按中华医学会（2007）制定标准评价。Blakley（1997）综合 11 篇公开发表关于鼓室注射庆大霉素的文章，认为眩晕控制率达 90%，高于内淋巴囊手术，听力损失率约 30%。关于鼓室内庆大霉素治疗方法，用药剂量及次数尚处于探索阶段，无定型报道。

鼓室内给药的优点为：①直接治疗患耳，对全身无影响；②可以获得较高的组织药物浓度；③避免出现药物的全身毒副作用。其主要理论依据是：药物与圆窗膜接触后，直接经圆窗膜渗透进入内耳，药物进入内耳后主要是缓慢的被动扩散过程。药物作用的靶组织包括：耳蜗、前庭的感觉毛细胞、传入神经纤维及支持细胞等。Yoshioka 等发现，5%的圆窗膜完全丧失通透性，13%的圆窗膜通透性下降，在评估鼓室给药方法的适应证和疗效时要考虑以上因素。圆窗膜的粘连、增厚、骨性增生也是导致门诊 ITG 治疗失败的原因。不同的鼓室局部给药方式，对于内耳中药物的最大浓度、作用时间、浓度梯度及总剂量有显著的影响，因此根据药物生理作用对上述不同因素的敏感性的不同、治疗目的的不同（主要是前庭毛细胞还是耳蜗毛细胞），选择不同的临床给药方式对于提高临床的治疗效果和避免不良反应至关重要。目前常用的给药方法除了鼓膜穿刺外还有：①鼓室内直接给药。②圆窗龛放置预置材料：该方法的优点在于既可避免药物经咽鼓管很快流失，并保持较高的治疗浓度，也可在材料降解或排空之前维持一定的药物-圆窗膜接触时间。③半植入式微导管持续给药装置：可以持续恒量地将药物转运至圆窗膜，避免由于庆大霉素药物含量突然增高而出现的内耳严重损伤，但应用上受到一定限制。

（3）化学性迷路切除术的适应证、禁忌证及并发症

适应证：①MD 正规药物治疗及低盐饮食 6 个月仍频繁发作眩晕，纯音测听言语频率下降≥60dB 以上对侧为正常耳者；②接受手术治疗包括内淋巴引流术，前庭神经切断术后仍残留眩晕症状，可用庆大霉素鼓室注射作为补救性治疗；③药物治疗未能奏效，因全身情况不能耐受手术者；④MD 后期，源于耳石器兴奋，产生 Tumarkin 耳石危象，发作猝倒者。

禁忌证：①双侧 MD 以非手术治疗为主。②老年患者，Odkivist（1997）认为＞70 岁者，外周前庭功能损伤后很难代偿，易引起慢性前庭功能低下。若眩晕发作频繁，易倾倒对患者生命有威胁，亦可用低剂量、长间隔庆大霉素鼓室注射，故老年为相对禁忌证。③患耳进行客观检查缺少冷热及耳石反应者为相对禁忌证。④外耳道有炎症存在，待治愈后再进行鼓室庆大霉素注射。

并发症：①听力下降。这是最主要的并发症，Murofushi（1997）认为都有不同程度的听力下降，一般为轻、中度，很少严重听力损害。②耳膜穿孔。各家报道的鼓膜穿孔不一，若仅做鼓膜注射不做切口或置管，可降低穿孔率。③慢性前庭功能低下。有的患者出现共济失调和振动幻视，靠中枢及健侧代偿，2~4 周后症状可消失，长期平衡功能障碍者可行前庭习服治疗。④急性前庭功能低下。在治疗过程中出现眩晕、恶心、呕吐、失衡等症状，一般在末次注射后2~10d 内发生，停止注射后症状可消失。⑤症状加重或症状消失后又复发。

化学性迷路切除是近 5 年来采用较多的治疗方法，亟待解决的问题是如何保存听力，确定常规治疗方案和停药指征，确切疗效尚需更多实例证实。

4. 前庭功能重建的训练

前庭中枢有代偿、适应和习惯等功能，有些 MD 间歇期出现平衡障碍或位置性眩晕，进行前庭训练即习服治疗使症状缓解，根据前庭生理病理的基本原理，不论一侧、双侧前庭功能减退或阵发性位置性眩晕，通过反复前庭训练，即反复激发眩晕发作的体位及动作，使"不适应"感觉输入发展成"正常"感觉输入时，异常空间定位信息转变为寻常空间定位信息时，即习服形成，眩晕及平衡障碍消失，前庭习服训练方法很多，如 Norre 及 Cawthorne 法，在此仅介绍 Cawthorne 的前庭体操疗法。

（1）目的。①反复置于产生眩晕的头位，使患者习惯此体位而逐渐消除症状；②对日常体位的平衡锻炼，特别注意视觉、肌肉深部感觉的运用和发展；③训练不依靠转头的眼球单独活动，松弛颈部和肩部肌肉，防止保护性肌痉挛。

（2）训练方法。

眼运动：眼球向上、下运动 20 次；从一侧到另一侧 20 次；注视手指于一臂的距离，移动手指到 35cm 处，再回到一臂远，20 次，开始慢以后加快。

头运动：睁眼头前屈后伸 20 次；从一侧转头到另一侧 20 次；开始慢后加快，眩晕消失后，闭眼做同样动作。

坐位：耸肩 20 次；转肩向右再向左 20 次；向前屈，从地上拾起东西，再坐好 20 次。

立：睁眼从坐到立，再坐回 20 次；闭眼同样动作 20 次；在两手之间掷橡皮球，于眼平面以上或在膝部以上两手之间掷球。

走动:横穿房间走动,先睁眼后闭眼各 10 次;上、下斜坡先睁眼后闭眼各 10 次。弯腰俯首和转动的游戏如滚木球等;单足站立先睁眼后闭眼;一足在另一足的正前方行走,先睁眼后闭眼。

各节体操开始应非常缓慢,以后逐渐加快速度,从卧位,到坐位,到立位。每天 2～3 次,每次 15～30min,锻炼 2 个月无效可停止治疗。

体位训练:患者正坐床上,闭目头向外侧逐渐倾倒到枕外侧贴到床上的侧卧位为止,保持此头位直到诱发的眩晕消失,然后坐起 30s,同法向另一侧卧位 30s,每小时 1 次直到眩晕发作后 3d,一般 3～14d 症状缓解。

(3)结果:据 Norre(1979)观察,90%的病例从锻炼中获益,即眩晕明显好转,其中 60%的治疗 2 个月后眩晕消失;30%的治疗 2 周后眩晕消失。他认为治疗结果与年龄、症状无明显关系。冷热反应正常者比异常者疗效好,前庭功能正常者代偿更易形成。本治疗可与其他治疗同时进行,为便于前庭代偿的形成,镇静前庭神经的药物应尽量少用。

(三)治疗效果评定

原无统一治愈标准,各家报道的疗效差别很大,很有统一的必要,根据国外经验,1996 年经中华医学会耳鼻咽喉分会讨论,1997 年及 2006 年公布于《中华耳鼻咽喉科杂志》,规定疗效量化标准。

1. 眩晕的评定

用治疗后 2 年的最后半年每月平均眩晕发作次数与治疗前半年每月平均发作次数进行比较,按下式求分值。

$$分值 = \frac{治疗后每月平均发作次数}{治疗前每月平均发作次数} \times 100$$

所得分值可分为以下 5 级。

A 级　0 分　完全控制眩晕,不可理解为"治愈"

B 级　1～40 分　基本控制眩晕;

C 级　41～80 分　部分控制眩晕;

D 级　81～120 分　未控制眩晕;

E 级　＞120 分　眩晕较治疗前加重。

2. 听力评定

治疗前 6 个月内最差的一次 0.25kHz、0.5kHz、1kHz、2kHz 听阈平均值减去治疗后 18～24 个月最差的一次相似频率均值进行评定。

A 级　改善＞30dB 或各频率听阈＜20dB HL;

B 级　改善 15～30dB;

C 级　改善 0～14dB(无效);

D 级　改善＜0dB(恶化)。

如诊断为双侧梅尼埃病,应分别评定,对听力及眩晕单项评定不做综合评定。

3. 功能水平的分级

国内目前没有工作能力的评估,美国听平衡委员会主席 Mensell(1995)组织有关专家讨论,将非急性发作期眩晕程度和工作能力分为 6 级,以第一人称形式评估。

1 级　头晕但对日常活动毫无影响;

2 级　头晕时必须停止手头工作一会儿,很快恢复能立即工作,开车或从事选择性的工作,不必因头晕改变工作计划;

3 级　头晕时必须停止手头工作一会儿,很快过去后恢复工作,开车或从事选择性的工作,因头晕必须改变工作计划;

4 级　必须做出很大努力和调整好自己的精力才能胜任工作、开车和做家务,但因头晕经常是做不到;

5 级　无能力工作、开车、做家务,甚至连基本活动也受限;

6 级　丧失劳动能力 1 年以上,因头晕和平衡问题已接受抚恤金。

以上 6 级供临床医生和患者评估眩晕程度和工作能力,允许患者做最后选择。

九、研究方向

至今发现梅尼埃病(MD)已有 150 多年,基础研究和临床经验已取得很大进展,新的研究成果和临床经验源源不断推出,但病因和发病机制仍不清楚,药物和手术治疗很大程度是根据经验和推测的病理生理学基础。治疗此病的目的有 4 个方面:①减少和阻止眩晕发作;②抑制和减轻耳鸣,防止听力下降;③改善和防止平衡功能失调的慢性症状;④防止内耳病理改变继续加重。

Semaan 等学者提出,应从 5 个方面对 MD 进行研究:①遗传基因在 MD 病因方面的作用;②自身免疫在 MD 发病方面的作用;③新发现的水通道蛋白(AQPs)与 MD 的关系;④应建立理想、合乎病情发展的动物模型,对 MD 进行模拟研究;⑤开展平衡功能及内耳毛细胞电生理方面的实验研究。

(一)MD 与遗传基因

随着遗传基因学的进展,人们认为 MD 与遗传有关,有些生理现象也说明其与遗传有关:MD 患病率有种族性,黑种人患病率低;常有家庭遗传史;家族性 MD 病有常染色体遗传性特征,外显率约为 60%;具有遗传早发现象;常合并有遗传性偏头痛。Brow(1944)首先提出 MD 有家族性遗传,Morrison 报道有家族史者占 2.6%~12%,虽不是典型孟德尔式遗传,表现为常染色体显性遗传。链锁分析和种群研究,发现潜在候选基因在常染色体 14,在同源性凝结因子 C(COCH)基因座控制区,被绘制在 14q12-q13。COCH 基因是人类常染色体显性遗传非综合征感音神经性聋及前庭功能障碍的基因,该基因突变,可致第 9 常染色体显性遗传非综合征性耳聋(DFNA9)的发生,是唯一伴前庭症状的常染色体显性遗传非综合征性聋,可表现为典型 MD。Fransen 认为 COCH 基因可能是 MD 致病基因之一,Lemaire(2003)证实 DFNA9上连锁基因的存在,揭示 COCH 基因里的 P51S 发生变化可出现 MD 的症状。同年Robertson 证实 DFNA9 突变,对 Cochlin 蛋白的分泌起有害作用,它可能是导致常染色体显性耳聋和前庭功能障碍的原因之一,COCH 基因是否为 MD 的致病基因尚有争议。

(二)MD 与自身免疫

McCabe(1979)与 Hughes(1983)提出 MD 与自身免疫有关,Derbery 报道 MD 吸入和食

入过敏原者发病率增多,接受抗过敏治疗者恢复快。William 发现 MD 患者单纯疱疹病毒抗体明显增高。Gell 和 Coombs 提出变态反应分为速发型、细胞毒型、免疫复合物型和迟发型四种,均可损害内耳:Ⅰ型变态反应又称速发型变态反应,Duke 认为Ⅰ型变态反应与 MD 有关,包括致敏和攻击两个阶段,在致敏阶段,抗原刺激免疫系统使 IgE 附着于肥大细胞表面,机体具备发生变态反应潜在可能性,当机体再次暴露于同一致敏物时可出现临床症状。Uno 将抗原注入接受二硝基酚(DNP)IgE 抗体豚鼠的面神经管内,30min 后 3/4 动物肥大细胞脱颗粒,嗜酸细胞浸润,内淋巴囊肥大细胞释放的化学物质,阻碍内淋巴吸收而致内淋巴积水(ELH)出现 MD 症状,此试验支持Ⅰ型变态反应与 MD 发病有关。Ⅱ型变态反应为细胞毒型,抗原为细胞、器官或外物如病毒等。Yoo 等成功用Ⅱ型胶原在豚鼠制作出内耳损伤的动物模型,并发现感音神经性聋,MD 患者血清中Ⅱ型胶原抗体水平升高。Ⅲ型变态反应为免疫复合物型变态反应病,Derebery 发现 MD 患者血清中,循环免疫复合物(CIC)升高者占 95%。Domhoffer 用免疫组化法证明 MD 患者内淋巴囊是 CIC 形成的部位,血管纹是 CIC 沉积部位,引起离子交换障碍,导致 ELH,多数学者支持Ⅲ型变态反应是 MD 的病因之一。Ⅳ型变态反应为细胞介导的延缓型免疫反应,类似接种结核菌素后出现的反应,特点是抗原结合于靶细胞表面被致敏的 T 淋巴细胞所辨认,T 细胞可直接溶解靶细胞,趋化其他炎细胞迁移到内耳,出现内耳免疫性疾病,国内谭长强等检测 MD 患者眩晕发作期淋巴细胞转化刺激指数明显高于缓解期和健康对照组。

McCabe(1979)提出自身免疫性感音神经性聋后,受到多数学者的支持,如果内耳特异性抗原分离成功,MD 的免疫学研究将取得重大进展。以上许多学说只停留在动物模型阶段,还需要大规模临床研究加以证实。

(三)水通道蛋白与 MD 的关系

迷路内液体动力学及细胞分子水平的改变与水通道蛋白(AQPs)有关,AQPs 位于常染色体 7p14,是一组与水通透有关的细胞转运蛋白,是水转运的特异通道。水能迅速通过细胞膜的脂质双分子层,不同组织有不同通透性,用简单的扩散机制不能解释,Agre(1988)从红细胞膜上分离出使水通透性增强的蛋白,1993 年正式命名为水通道蛋白-1(AQP-1),此后不断有 AQP 分子发现,组成壮观的 AQPs 家族。AQPs 的发现,解决了生理上生物膜水通透性问题,目前认为生物膜的水运转同时存在简单扩散和 AQPs 介导两种机制,AQPs 是介导水分子顺跨膜渗透压梯度快速转运的蛋白家族,已从哺乳动物鉴定出至少 13 种蛋白亚型(AQP0-AQP12)。AQPs 在机体的分布较为广泛,大多在与体液吸收、分泌有关的上皮细胞中,执行各部位水分重吸收或分泌功能,AQPs 对维持机体正常状态至关重要,与水平衡紊乱所致疾病有关。从豚鼠内耳已发现 7 种 AQPs(0、1、2、4、5、6、8)。内外淋巴液之间的水转运,对调节内淋巴液容量和维持离子浓度有重要意义。内淋巴液离子成分的变化,特别是体积增加,内淋巴积水,可引起内耳功能障碍。AQP1 在内耳分布最广泛,表达量最大,基础研究也最深入,但其精确定位及功能尚不清楚,AQP2 为血管升压素调节通道,主要存在内淋巴囊上皮内,与内淋巴体积调节有关,多数学者报道 AQPs 集中在与内淋巴关系密切的部位表达,如血管纹、内淋巴囊等处,其对调节内耳功能即维持听觉及平衡功能起至关重要作用。AQPs 各亚型在豚鼠内耳的分布有不同程度的交叉,内耳液体平衡可能不是某种 AQPs 亚型的单独调控,研究多种 AQPs 亚型协同作用,对探索 MD 的发病机制和治疗有重要意义。

(四)MD 内淋巴积水的动物模型研究

Hallpike(1938)揭示 MD 病理改变为膜迷路积水后,人们欲通过动物模型对该病的发病机制进行研究,但限于人耳的特殊性,发病机制仍停留在动物实验及理论推测阶段,常用动物模型制作方法有五种。

1. 内淋巴囊阻塞法

此法作为传统法一直被采用,由 Kimura(1965)通过堵塞内淋巴管及内淋巴囊首次成功地在豚鼠体内复制出膜迷路积水模型,用此法豚鼠 ELH 的成功率几乎为 100%,明显高于猴、猫等动物。此法之优点为用豚鼠成功率高,缺点为需要开颅破坏内淋巴系统,形成积水需时较长,为 1 个月左右;建立动物模型后,因内淋巴囊和管破坏无法进行近场电生理描记研究,也不能观察内淋巴管和囊的形态学变化。

2. 血管升压素注射法

血管升压素是垂体后叶分泌的激素,Sziklai 腹腔注射血管升压素诱发大鼠 ELH,亦可在豚鼠背部置入血管升压素微渗透压泵,1 周后发现其耳蜗底转、中转甚至顶转出现 ELH。此法是通过血管升压素使血管纹和半规管上皮腺苷环化酶(cAMP)升高而致 ELH,使耳蜗微音电位、总和电位和动作电位降低,此变化均与耳蜗电图改变相吻合,与其他方法比较有操作简单、形成 ELH 时间短,从而使试验周期缩短,能观察到内淋巴囊的病理改变等优点,并且能解释 MD 反复波动性发作的特性,符合 MD 的生理病理学特点,受到更多关注。

3. 醛固酮注射法

醛固酮是肾上腺皮质外部分泌的激素,主要调节钾、钠、氯及水代谢。腹腔注射醛固酮建立豚鼠 ELH 模型,1 个月后双耳轻度积水,2 个月后积水加重,通过腹腔注射醛固酮,激活血管纹及暗细胞的肾上腺皮质受体,引起重要细胞内 Na^+、K^+-ATP 酶的活性增高形成 ELH。与经典造模方式比较,仅需腹腔注射而不需开颅,操作简单,与手术组比较,造模时间明显延长,可直接用于膜迷路积水活体动物的前庭神经自发放电的研究,更便于解释双耳发作的病例,亦便于鼓室注射庆大霉素时一耳作为另一耳的对照研究。

4. 自身免疫法

许多学者注意到膜迷路积水与自身免疫有关,杨湘宁等用同种内耳抗原免疫豚鼠,8 周后,66% 对同种内耳抗原产生免疫应答,出现免疫性听力受损。但此法复制动物模型 ELH 的发生率低,所需观察时间较长。

5. 两期法

Dunnebier 创立两期 ELH 豚鼠模型,将慢性内淋巴囊功能破坏与急性应激诱发内淋巴积水相结合,前期轻度破坏内淋巴囊的最远端,后期于术后 3 周腹腔注射醛固酮 5d,由醛固酮刺激血管纹 Na^+,K^+-ATP 酶,产生中重度 ELH。此法可解释 MD 手术造成低频听力下降,药物注射导致高频听力下降等多种症状,对研究 MD 发病机制有一定意义,既可克服传统内淋巴囊破坏性过大的缺点,更能从生理角度,动态反映 MD 发病过程。

(五)电生理试验的研究

各种听及平衡功能检查对早期诊断 MD 及确定病变程度有帮助,除早期已广泛应用的各项听功能、阈上功能检查及前庭功能中冷热试验、姿势图对 MD 诊断有帮助外,耳蜗电图(EcochG)的-SP/AP 比值≥0.37 者有 MD、ELH 的可能性。近年来开展的耳声发射(OAE)检查中,瞬态耳声发射(TEOAE)及畸变产物耳声发射(DPOAE)都能较纯音测听更敏感地反映出 MD 及 ELH 的特点。ELH 患者早期,尽管纯音测听正常,但 TEOAE 幅度下降,以低频损伤为特点;DPOAE 呈上升型特征,当纯音测听言语频率均值 PTA≥45dB 时,OAE 反应消失并与短增敏感指数(SISI)试验相吻合。TEOAE 主频对 MD 患者有诊断价值,正常人 TEOAE 主频集中在 1.2~1.6Hz,而 MD 患者主频下降集中在 0.8~1.1kHz,服甘油后 3h,主频升高到正常人水平。在测耳蜗功能方面,DPOAE 比 TEOAE 更敏感,服甘油后 3h,75% MD 患者幅度明显上升,25% MD 患者 DPOAE 从无到有,MD 基本病理改变为膜迷路积水,内淋巴压力升高,前庭膜和基膜位移,使外毛细胞(OHC)放大作用减弱,DPOAE 幅值下降,服甘油后 ELH 减轻,基膜劲度减小,OHC 放大作用恢复,DPOAE 幅值升高,故 TEOAE、DPOAE 是 MD 诊断很好的补充。

前庭诱发肌源性电位(VEMPs)为高强度声刺激在胸锁乳突肌上记录到的电位,是近年来新发现的一种客观评价球囊功能的前庭功能检查方法,大多数 MD 球囊损害与听力损害呈明显的比例关系,正常人 VEMPs 引出率为 100%,而 MD 患者引出率为 70%,VEMPs 的引出与低频听阈下降成正相关,与高频听阈无关,与 MD 的严重程度相关,可与其他前庭功能检查相结合,探讨其在 MD 诊断中的意义,若 EVMPs 振幅下降或消失,可认为球囊功能受损或丧失,服甘油后 EVMPs 出现,可证明 MD 诊断的可靠性及判断 MD 的病变程度,有利于选择治疗措施。VEMPs 结果与冷热试验结果可能一致,也可能不一致。VEMPs 主要测球囊的功能,而冷热试验主要测水平管的功能。VEMPs 出现,反映该侧球囊—前庭下神经—脑干的前庭神经核—前庭脊髓颈肌运动神经元反射弧完整。常见的异常有 VEMPs 阈值升高、波幅降低、两耳间比值增大、潜伏期延长,乃至波形消失,VEMPs 可作为前庭功能检查的方法之一,需与其他检查相结合判断前庭功能。

展望:100 多年来,随着科学的发展,对 MD 的临床及基础研究取得很大进展,但从根本上讲该病的发病机制仍不清楚,缺乏有效治疗措施,应加强基础研究,多学科综合治疗,探讨病因与组织病理学相关性,提高听及平衡功能检查的敏感性及准确性,寻找有效的治疗方法是今后努力的方向。

第六章　位置性眩晕

位置性眩晕是指在某一个或几个特定头位时诱发的眩晕,多同时伴有眼震,后者称为位置性眼震。但有位置性眼震者并不均有眩晕,有位置性眩晕者也不都有眼震。因多种疾病均可引起位置性眩晕,是前庭系器质性损害的重要临床表现,因此位置性眩晕实际上是一种综合征。Barany 于 1921 年首先报道本病。一般根据位置性眼震的表现特点分为周围性和中枢性2 种:①周围性位置性眼震有 2～3s 的潜伏期,持续时间 30s 以内,呈疲劳型,可适应,常仅在一种头位出现,眼震仅向一侧,伴有严重眩晕;②中枢性位置性眼震无潜伏期,眼震持续长,可达1min 以上,不疲劳,无适应性,眼震可出现于多头位,眼震方向常随头位而改变,不伴有或仅有轻度眩晕。引起周围性位置性眼震的疾病有梅尼埃病缓解期、耳硬化症、迷路炎、镫骨切除术后、前庭前动脉梗死等。良性阵发性位置性眩晕也属于周围性位置性眼震。引起中枢性位置性眼震的疾病有:椎-基底动脉供血不足、Wallenberg 综合征、听神经瘤、脑外伤、小脑、脑干及第四脑室肿瘤、颅颈结合部畸形、多发性硬化等。

第一节　良性阵发性位置性眩晕

良性阵发性位置性眩晕(BPPV)是一种阵发性、由头位变动引起的,伴有特征性眼震的短暂的发作性眩晕,是最常见的前庭疾病。并非所有头动都可引起 BPPV 发作,只有与重力垂直线夹角有变化的头动才能出现症状。BPPV 不能等同于位置性眩晕,位置性眩晕是指在某一个或几个特定头位时诱发的眩晕,多同时伴有眼震,即位置性眼震。但要诊断 BPPV需要满足本文将要描述的一些特征。历史上,Barany 于 1921 年首先报道本病,但 1952 年是 Dix 与 Hallpike 第一次准确、全面描述了 BPPV 的临床特征。以往,治疗良性阵发性位置性眩晕只有一种方法,即 Brandt-Daroff 练习。随着对 BPPV 机制的认识的日益完备,治疗方法也更有针对性。治疗方法设计的基本原理是根据管结石或壶腹嵴结石,以及受累半规管的空间位置制定的。本节概述良性阵发性位置性眩晕的发病机制、临床表现及诊断与治疗方法。

一、病因

1. 原发性

一些患者在发生 BPPV 时没有明确的原因,称为原发性或称特发性 BPPV,占 50%～70%。这些患者可以有和突发性聋相类似的原因,如劳累、紧张等,尤其是年轻的患者更为多见,这些患者尽管目前无因可循,但推测可能与前庭一过性供血异常有关。概括起来,原发性BPPV 可能与下列因素有关,或继发于下列疾病。

(1)耳石病:迷路发生老年性改变,或退行性变时,椭圆囊斑变性,耳石膜脱落后进入半规管并沉积于此,以后半规管最易发生,偶可发生于外、前半规管。

(2)外伤:轻度头颅外伤后或头部加速运动可致本病。镫骨手术后亦可出现耳石脱落进入半规管。

(3)耳部疾病:中耳乳突感染,如病毒性迷路炎、慢性化脓性中耳炎,梅尼埃病缓解期,外淋巴瘘,双侧前庭功能不对称所致。

(4)内耳供血不足:因动脉硬化、高血压致内耳供血不足,囊斑的胶质膜变薄,耳石脱落,进入半规管。

2. 继发性

发生 BPPV 时,有明确的原因可循。头部外伤或内耳手术(如镫骨切除术)继发 BPPV 较为多见,外伤时易使椭圆囊斑的耳石进入半规管诱发 BPPV,且可为双侧。内耳病后出现 BPPV 是常见的现象。梅尼埃病、病毒迷路炎或前庭神经炎、偏头痛常合并有 BPPV,可能是内耳原发性疾病使耳石易于脱落,如内淋巴积水、内耳血管痉挛等损害椭圆囊后使耳石脱落。但根据笔者的观察,突发性聋并发 BPPV,是最常见的继发性 BPPV。

原发与继发是相对的,随着认识水平的提高,一些所谓的原发性 BPPV 可能成为继发性 BPPV。

二、临床特征

1. BPPV 是最常见的前庭疾病,特点是头运动到某一特定位置出现的短暂的眩晕,可见于各个年龄段,但儿童少见。根据 Miami 大学理疗科和 Bascom Palmer 眼科医院眩晕与平衡中心 1994—1998 年的资料,各个年龄段 BPPV 的发生率见表 6-1。BPPV 是原发性的,也可为继发性(继发于内耳病变、头部创伤等)。BPPV 有自愈性,故称自限性疾病。超过 3 个月不愈者称为顽固性 BPPV,复位无效可行手术治疗。

表 6-1　BPPV 的年龄分布

年龄	头晕的人数	BPPV(%)	BPPV 人数
0～9	9	0	0
10～19	32	3.1	1
20～29	64	3.1	2
30～39	191	17.8	34
40～49	261	16.5	43
50～59	207	22.2	46
60～69	298	26.2	78
70～79	376	23.7	89
80～89	176	33.1	58
90～99	14	50.0	7

2.BPPV 最多见的主诉是躺下、床上翻身、屈身或仰视时出现眩晕。常见于下述活动时，如起床、家务劳动、淋浴时洗头等。其他与 BPPV 相关的主诉包括眩晕停止后持续数小时或数天的平衡障碍及较为模糊的感觉如头晕或漂浮感。根据 Tusa 和 Herdman 的资料，各种临床症状的发生率见表 6-2。

表 6-2　BPPV 常见主诉的发生率

主诉	发生率
平衡失调	57％
眩晕	53％
行走困难	48％
头晕	42％
不稳感	29％
自身旋转感	24％
倾斜感	22％
漂浮感	15％

三、发病机制

1. 嵴帽结石

这一学说是 1969 年由 Schuknecht 提出，认为椭圆囊的退变碎片黏附到后半规管的壶腹嵴，使其对重力敏感，该理论即嵴顶结石症。该理论的证据是在 BPPV 患者颞骨病理学研究发现后半规管的壶腹嵴有嗜碱性物质沉积。并可增加嵴顶的密度，当头位变化使受累耳在下位时会产生后半规管壶腹嵴顶的异常偏斜，引发眩晕。由于只要患者在激发体位壶腹嵴就会保持偏斜状态，眼震和眩晕可持续存在，但中枢适应后，强度会逐渐减低，因此嵴顶结石症的特点是：①患者处于激发体位眩晕立即出现；②眼震与眩晕的潜伏期相同；③激发体位不改变，症状就持续存在。这种类型的 BPPV 少见。

2. 半规管结石

这一学说是 Hall 等(1979)提出，后 Epley(1980)加以完善的理论。这一学说认为退变的碎片在半规管内淋巴中自由浮动，证据是可在术中显微镜下暴露膜迷路后发现有自由浮动的耳石碎片。头部处于激发体位时，耳石在半规管中处于悬垂位。根据流体力学的理论，耳石的运动引起内淋巴的运动，牵拉壶腹嵴顶，使该半规管的神经放电增加。反应的潜伏期与内淋巴牵拉使壶腹嵴顶偏斜的时间相关。眩晕、眼震与壶腹嵴顶的相对偏斜有关。继续保持该头位由于内淋巴移动停止，眩晕和眼震也下降。因此，管结石症有以下特点：①患者处于激发头位后眩晕的出现有 1～40s 的潜伏期；②眼震与眩晕的潜伏期相同；③眩晕和眼震的强度波动，先重后轻，时程不超过 60s。管结石是 BPPV 最常见的类型。

四、诊断

BPPV 可以累及三对半规管的任何一个，最常见的是后半规管 BPPV，其次是水平半规管

BPPV,而前半规管 BPPV 最少见。判断受累半规管主要根据是头处于激发位置时眼震的方向。仔细观察如果发现患者从卧位回到坐位时眼震时相和方向逆转,也可用来判断哪个半规管受累。正确的治疗建立在正确识别受累半规管及判断属于嵴顶结石症还是管结石症。

有 3 种手法操作用于激发眩晕和眼震。这些检查最好在正常光线下佩戴 Frenzel 眼镜或红外摄像系统完成,用以防止水平性和垂直性眼震的固视抑制,增加观察到眼震的可能性,但固视不抑制扭转性眼震。在进行检查前,应向患者说明检查的过程,消除患者的紧张情绪,取得患者的最佳配合。

1. Dix-Hallpike 试验

Dix-Hallpike 试验也称 Barany 检查,或 NylenPBarany 检查。这是用来确定 BPPV 诊断最常用的检查方法。患者坐位水平方向转头 45°,快速躺下使头悬垂与水平面呈 30°角。这种体位正好使后半规管处于受重力牵拉的平面。黏附于壶腹嵴顶或浮动于半规管长臂的碎片会移动并引起眩晕和眼震。眩晕出现可有潜伏期,该体位应维持 30s。如果患者有 BPPV,当患耳为下位耳时会诱发眩晕和眼震。然后患者缓慢恢复坐位。如果患者在悬头位出现眩晕和眼震,恢复坐位时还会出现眩晕和眼震。该体位也使前半规管处于相对悬垂的位置,因此前半规管 BPPV 也可诱发眩晕,前半规管 BPPV 的眼震方向为向下扭转性眼震。在 Dix-Hallpike 检查中,检查右侧时,碎片可能移动引起眩晕和眼震;检查左侧时则无眩晕和眼震。该检查过程中也可引起前半规管内碎片的移动,故也可用于前半规管 BPPV。

2. 侧卧试验

患者坐于检查床上,头向一侧转 45°,然后快速向对侧侧卧,这样处于向下耳的后半规管壶腹嵴受到重力的牵拉,管结石或嵴顶结石诱发眩晕和眼震。同样,下位耳内前半规管耳石也可移动,出现眩晕和向下的扭转性眼震。患者然后回到坐位。

3. 滚转试验

水平半规管 BPPV 采用 Dix-Hallpike 检查可能引不出眩晕和眼震,最好的检查方法是在水平半规管平面转动患者的头部。患者仰卧头屈曲 20°,然后头快速向一侧转动,并保持头位 1min,观察有无眩晕出现。头位再转回中线位(仍然是轻度屈曲位),再快速转向对侧。水平半规管 BPPV,由于耳石在水平半规管内来回移动,左转和右转两个方向都会出现眩晕和眼震。头转向患侧时慢相眼速加快,眼震时程延长,患者主观症状加重。眼震的方向取决于是嵴帽结石还是半规管结石。水平半规管管结石眼震方向向地,有疲劳性;而嵴顶结石眼震方向离地,持续存在不疲劳。

4. BPPV 变位检查的眼震特点

(1)后半规管 BPPV 的眼震特点:患者头向一侧转 45°后快速卧倒,使头悬至床下,与床平面成 30°夹角,患耳向地时出现以眼球上极为标志的垂直扭转性眼震(垂直成分向眼球上极,扭转成分向地);回到坐位时眼震方向逆转。管结石症眼震持续时间<1min;嵴帽结石症眼震持续时间≥1min。

(2)前半规管 BPPV 的眼震特点:患者头向一侧转 45°后快速卧倒,使头悬至床头,与床平面成 30°夹角,患耳向下时出现以眼球上极为标志的垂直扭转性眼震(垂直成分向眼球下极,扭转成分向地);回到坐位时眼震方向逆转。管结石症眼震持续时间<1min;嵴帽结石症眼震持续时间≥1min。

(3)水平半规管 BPPV 的眼震特点:管结石症在双侧变位检查中均可诱发向地性或背地性水平眼震,眼震持续时间<1min;嵴帽结石症在双侧变位检查可诱发背地性水平眼震,眼震持续时间≥1min。

五、治疗

BPPV 治疗有 3 种方法:管结石复位法(CRT)、Semont 法及 Brandt-Daroff 练习,适应证各不相同,根据受累的半规管决定治疗方法。一般首先应用管结石复位法治疗管结石症,Semont 法还可用于治疗嵴帽结石。Brandt-Daroff 练习可用于治疗后有轻微残余症状的患者的家庭练习(自己进行治疗)。BPPV 患者,尤其是 BPPV 病史较长者,可能害怕某些激发体位活动,应向患者解释,消除其顾虑。对体位试验或耳石复位敏感者,可能会出现恶心、呕吐反应,可在 30min 前口服抗胆碱能制剂或吩噻嗪类抗组胺药抗吐,如异丙嗪。颈部和背部疼痛可能妨碍治疗,老年患者特别是有关节炎等其他疾病者可能不能承受 CRT 或 Semont 法的操作。应用倾斜桌可能有助于减少 CRT 治疗中伸颈的程度。对于骨质疏松或既往有颈部外伤或颈部手术史的患者应该小心。双侧 BPPV 也可为特发性或继发于头部外伤。应用 CRT 或 Semont 法首先治疗症状最重的一侧。Brandt-Daroff 法可能是治疗双侧后半规管 BPPV 合适的选择。BPPV 患者如果伴有前庭功能低下也应进行康复训练。手术治疗包括前庭神经切断,支配后半规管的单孔神经切断及患侧半规管的阻塞。耳石复位多可治愈,故手术很少采用。

1. Epley 管结石复位法治疗后半规管管结石症

管结石复位是让患者经过一系列的头位变化,使耳石经过总脚,回到前庭椭圆囊。第一步是使患者运动到 Dix-Hallpike 体位的患耳侧,保持下位 1~2min。然后经过中度头伸位,头缓慢向健侧旋转,短暂保持新的位置,患者旋转呈侧卧位,患者头向下 45°。在最后的位置上患者可能出现短暂相同特征的眩晕和眼震,表明耳石碎片在后半规管内移动。然后保持该头位缓慢坐起。

管结石复位法治疗水平半规管结石症:水平半规管耳石复位法是使自由浮动的耳石碎片经水平半规管的长臂到前庭。患者移动到平卧位,头转到患耳侧。然后患者的头部缓慢旋转移离患侧,每次移动 90°,直到头移动 360°,每一位置等待直到眩晕停止。

2. Semont 法治疗后半规管 BPPV

Semont 法是判断出病变侧别后,立即将患者头部移动到激发症状的侧卧位,头转到后半规管平面并保持 2~3min。患者快速移动到坐位,并倒向对侧卧位。一般情况下,这时会再次出现眼震和眩晕。如果未出现眼震和眩晕,突然小振幅晃动患者头部 1~2 次,使耳石碎片游离。患者在该体位停留 5min。然后缓慢回到坐位。Semont 法治疗前半规管 BPPV 时头转向患侧患者快速躺向患侧使鼻与地面夹角为 45°。数分钟后,患者快速经过坐位到对侧卧位(注意此时鼻为向上 45°)。后续治疗同后半规管 BPPV。

3. Brandt-Daroff 法治疗后半规管嵴顶结石症

该法要求患者反复运动到激发体位,每天数次。患者首先坐位,然后快速进入引起眩晕的体位。眩晕发作时伴有扭转或向上的眼震。患者在眩晕体位停留至眩晕消失,然后再次坐起。通常回到坐位还会出现眩晕,但眩晕的强度和持续时间都降低。如果眼震再次出现方向则相反。患者在坐位停留 30s,再倒向对侧,停留 30s,坐起。患者重复进行这种运动过程,直到眩晕消失。整个过程每 3h 重复 1 次,直到患者连续 2d 无眩晕发作。这一方法可能的机制:耳石碎片自壶腹嵴脱离,头运动中不再影响壶腹嵴;或者是中枢适应,适应的结果使中枢系统对来自后半规管信号的反应下降。这一方法加以修正后可以用于治疗水平半规管嵴顶结石症,让患者在水平面内重复运动。

六、并发症处理

1. 耳石的异常移位

后半规管 BPPV 在耳石复位时,偶尔可见出现耳石误入前半规管及水平半规管 BPPV 的情况,可能是由于在治疗中或治疗后卧位时耳石碎片移入前半规管或水平半规管。这些继发性 BPPV 均可治愈。治疗过程和随访评价过程中注意观察眼震,有助于发现 CRT 的这些并发症并适时处理。

2. 眩晕、恶心

检查和治疗过程中有些患者可能出现较剧烈的眩晕和恶心,要求患者在诊室坐位安静休息,好转后再离开;敏感患者可在检查或复位前服抗胆碱能制剂进行抗吐处理。

七、疗效评估

1. 评估时间

短期为 1 周;长期为 3 个周。

2. 痊愈

眩晕或位置性眼震完全消失。

3. 有效

眩晕或位置性眼震减轻,但未消失。

4. 无效

眩晕和位置性眼震无变化,加剧或转为其他类型的 BPPV。

第二节　中枢性位置性眩晕

1. 病因

小脑、脑干及第四脑室肿瘤,听神经瘤,脑外伤,多发性硬化症,Wallenberg 综合征,药物中毒等。

2. 临床表现

中枢性位置性眼震无潜伏期,持续时间长,可达 1min 以上,无疲劳性,眼震不只在一种头位上出现,方向多为水平性,也可为垂直性或斜动性,且常随头位而改变。典型患者仅有眼震而无眩晕。

3. 诊断

根据眼震特征多可做出诊断,但需详细询问病史,并进行有关听力学及神经系统检查,以明确病因。需注意与其他位置性眩晕相鉴别(表6-3)。

4. 治疗

主要针对病因进行治疗。

表 6-3 位置性眩晕的鉴别诊断

名称	中枢性眩晕	BPPV	酒精性眩晕	颈源性眩晕
眩晕				
潜伏期	无	2～20s	无	有
持续时间	持续	2～40s	体位不变时持续	短
眼震				
方向	不固定	朝下方之耳	朝下方之耳	固定
出现头位	数个	一个	数个	一个
疲劳性	无	有	无	有
性质	垂直或斜性	旋转及水平	旋转及水平	水平

第七章　中枢性眩晕

中枢性眩晕指前庭神经核以上部位病变所致的眩晕。中枢性眩晕的病因有血管源性、感染免疫性、癫痫性、肿瘤、外伤等。病变累及部位主要有脑干、小脑、枕叶、颞叶、丘脑等。

一、中枢性眩晕的发病机制

(一)解剖

机体平衡的维持,定向、定位功能的保持,均借助于视觉、本体感觉和前庭位置觉三者的协同作用才可圆满完成;而前庭系统对机体的姿势平衡维持则更为重要。前庭系统的解剖分布涉及面较为广泛,包括周围和中枢两个部分;周围部分包含内耳末梢感受器、前庭神经,中枢部分为前庭核、前庭脊髓核、小脑、内侧纵束、前庭脊髓束、前庭颞叶皮质代表区,此部位病变引起眩晕者属中枢前庭性病变。正常情况下,前庭器活动很少为人们所感知;半规管的壶腹适宜刺激为角加速度的刺激;球囊、椭圆囊斑接受直线加速和重力加速刺激,冲动沿前庭神经传入中枢,反射性地调节机体的平衡。

(二)病理生理

当受损害或病理性刺激时,来自前庭、本体觉、视觉感受器的刺激,导致空间定向冲动不一致,产生错觉,即眩晕。因前庭诸核通过内侧纵束和动眼神经核及外展神经核间有密切联系,故当前庭器受到病理刺激时产生眼震。

因前庭诸核通过内侧纵束、前庭脊髓束及前庭、小脑、红核、脊髓等通路和脊髓前角细胞相连,故在病理状态下,除眼震外尚可出现指物偏向及躯干向一侧倾倒。

前庭诸核和脑干内网状结构中的血管运动中枢、呼吸中枢、迷走神经核相连接,故眩晕常伴有恶心、呕吐、面色苍白,出汗及血压、脉搏、呼吸等自主神经体征。

前庭神经和蜗神经形成第Ⅷ对脑神经,故眩晕同时可伴耳鸣及重听,亦是周围性与中枢性眩晕的鉴别要点。

(三)中枢性眩晕的特点

中枢性眩晕和周围性眩晕无论在主观症状及客观体征上均有很大不同,其主要特点为:①眩晕感较轻,但持续时间较长,可达数周、数月;②自主神经功能紊乱症状少;③多有意识障碍;④常不伴有耳蜗症状;⑤如前庭、耳蜗功能均受累则常伴有脑干各水平部位受累临床表现,客观检查可见水平或水平旋转性眼震,主要累及延脑、脑桥和小脑;⑥如为中脑病变则有垂直性眼震,而中脑以上病变则虽前庭通路受累但眼震很少出现;⑦常有脑干各水平受累的交叉性麻痹综合征;⑧眼震与眩晕程度不一致,其慢相和躯体倾倒方向不一致。常见病因有脑血管性疾病、脱髓鞘病、炎症、肿瘤、颅脑外伤、癫痫及畸形,下面分别介绍。

二、血管源性眩晕

血管源性眩晕临床最常见,其中以椎-基底动脉系统疾病所致者较颈内动脉系统疾病为多。后循环又称为椎-基底动脉系统,由椎动脉、基底动脉、大脑后动脉及其分支组成,主要供应脑干、小脑、枕叶、颞叶后部、丘脑、上段脊髓。前庭系统主要是由椎-基底动脉系统供血,并且供血给内耳及前庭神经核的均为终末动脉,发生病变时较难建立侧支循环;但是前庭神经核是脑干中最大的神经核,位置较表浅,对缺氧特别敏感则较易发生眩晕。

(一)病因

最常见的病因是高血压、动脉粥样硬化、动脉炎、动脉痉挛、血栓、血管畸形、心血管疾病等。

(二)临床特点

多发在中年以后,常突然发病。一般而言,病变越接近动脉的末端,眩晕症状越剧烈;病变越接近动脉主干,神经症状越多见;病变越接近内耳,耳鸣、耳聋症状越明显。

(三)辅助检查

眼震电图、ABR 独立检查、TCD 或 rcBF 均异常则可确诊。如有一项正常为可疑,三者均正常排除诊断。但上述辅助诊断必须在发病 3d 内进行,确诊意义较大。如临床已出现上述脑干各水平定位常见综合征,且有 CT 及 MRI 脑扫描证实病灶所在,则可确诊为脑梗死。

(四)分型

1. 迷路卒中

由于内听动脉痉挛、闭塞或出血所致。

临床表现:突然发生剧烈的旋转性眩晕,可伴恶心呕吐,若同时有前庭耳蜗动脉受累则伴有耳鸣、耳聋,其眩晕性质属于前庭周围性眩晕,而病因则归类为脑血管性眩晕。

2. 脑干梗死

延髓背外侧综合征(Wallenberg 综合征、小脑后下动脉血栓形成)是脑干梗死最常见的类型,是当一侧椎动脉、小脑后下动脉闭塞时,在该侧延髓背外侧形成一个三角形缺血区,小脑后下动脉是椎动脉的主要分支,较易发生动脉硬化,使得动脉腔逐渐变窄,造成局部血流量逐渐减少而致。

临床表现如下。

(1)病灶侧霍纳综合征:病变累及网状结构,为下行交感神经纤维受损,出现病灶侧眼球内陷、眼裂变小、瞳孔缩小、面部皮肤少汗或无汗。

(2)三叉神经脊束核及脊髓丘脑束受累:病灶同侧面部及对侧肢体呈交叉性浅感觉减退,可伴以角膜反射消失。

(3)病灶侧前庭神经下核及迷走神经背核受累:眩晕、恶心、呕吐、伴眼震。

(4)病灶侧舌咽、迷走神经麻痹:饮水呛咳、吞咽困难、声音嘶哑及构音不清;查体见腭垂(悬雍垂)偏向健侧,病灶侧软腭活动受限,声带麻痹,咽反射消失。

(5)病灶侧小脑共济失调:脊髓小脑前束及后束受累,病侧肢体共济失调,向病侧倾倒。

(6)神经影像学检查:头颅 MRI 检查可示延髓缺血性病灶;DSA 检查可见病灶侧椎动脉闭塞或明显狭窄。

(7)其他辅诊检查:脑干听诱发电位(ABR)可示Ⅰ、Ⅲ波潜伏期延迟、波幅下降,严重者可波形消失;Ⅰ~Ⅲ、Ⅰ~Ⅴ波峰间潜伏期明显延迟。

（8）鉴别诊断：须与延髓旁正中动脉及长旋动脉供血障碍引起延髓被盖综合征相区别。

3. 基底动脉尖部综合征

基底动脉尖部综合征（RBAS）由 Caplan 于 1980 年首先提出,使之有别于椎-基底动脉缺血综合征。本综合征是指以基底动脉顶端 2cm 内为中心的 5 条血管交叉部,即由双侧大脑后动脉、双侧小脑上动脉和基底动脉顶端组成,由于各种原因所致的血循环障碍,使幕上和幕下的脑组织同时受累,包括中脑、丘脑及其下部、脑桥上部、小脑、枕叶、颞叶各部。临床症状以眩晕、眼球运动障碍、视觉障碍及意识行为异常为主。病因主要为血栓及栓塞。本症占脑梗死的7%左右。临床分型分为脑干-间脑缺血型及大脑后动脉半球型两类。发病时均有明显的眩晕性发作（77%）和视物模糊（74%）。

（1）脑干缺血型。

眼球运动障碍（74%）：可因双侧中脑顶盖部病灶致垂直注视麻痹,上视麻痹较多;分离性斜视,因中脑导水管灰质区受累所致,常伴瞳孔异常及动眼神经麻痹征;核间性眼肌麻痹,因内纵束病变所致;眼球过度聚合呈假性展神经麻痹。

瞳孔异常（52%）：因 E-W 核受累,有瞳孔散大,光反射消失;亦可由于间脑功能障碍致双侧交感神经功能受损致瞳孔缩小,光反射弱;中脑被盖内侧病灶致瞳孔移位。

眼震（52.6%）：脑干内纵束受累。

意识障碍（74%）：由嗜睡到昏迷,各种程度不等的意识障碍,缄默症。

精神症状：常于黄昏时有视幻觉,可持续 1h 左右;虚构症,在回答问题时,常离奇古怪,答非所问且为远离现实的虚构。

睡眠周期异常：由于网状激活系统受损,可有睡眠倒错,周期性嗜睡;在发病后 1 周左右出现较多,且可持续数天。

运动感觉障碍：由于大脑后动脉近端深穿支闭塞,致大脑脚梗死,可有偏瘫及偏身感觉障碍（37%）;另因丘脑膝状体动脉缺血可引起丘脑外侧核病变致舞蹈症或手足徐动症;影响红核则可致震颤及偏身投掷。

（2）大脑半球缺血型。

偏盲（32%）：与一侧大脑中动脉征区别在于有视动性眼震;视觉缺失的自知性,由于距状裂病灶故偏盲视野中存在部分视觉,偏盲视野边缘有火花闪烁,无视觉忽视。

皮质盲（21%）：由于双枕叶梗死所致。

神经行为异常：主侧半球大脑后动脉缺血可致颞枕交界 21、37 区受累引起失命名症;胼胝体压部受累阻断左半球语言区到右半球枕叶联系致失读、失写症;颞叶海马区或 Paperz 环路受损可致 Korsakoff 遗忘症,可有近记忆障碍伴虚构,另可有视觉失认症,对物体、颜色、图像不能辨认其名称及作用。

辅诊检查：CT、MRI 扫描可在上述各部位有脑梗死灶,与临床症状基本符合;脑血管造影：85%的病例在基底动脉尖端 2cm 直径范围内有狭窄或闭塞,或示尖端区脑动脉瘤。脑电图：75%的有广泛中度异常,慢波为主;事件相关电位（ERP）测定可有 P300、N200、N400 各成分潜伏期延迟,频谱异常或消失、波幅低下;显著概率地形图(SPM)示频段为主体,且有高功率谱值显示。

4. 锁骨下动脉盗血综合征(SSS)

锁骨下动脉虽不直接参与脑供血,但其起始部的阻塞可引起椎动脉系统血液逆流而产生脑缺血症状,是脑动脉盗血综合征中最常见的一类,多见于左侧,其病因通常是动脉粥样硬化。当锁骨下动脉第一段起始端或无名动脉近心端发生狭窄或闭塞,心脏流出的血液不能直接流入患侧椎动脉,而使健侧椎动脉的血流一部分流入患侧脑组织,另一部分则经基底动脉逆流入患侧椎动脉,再进入患侧上肢,进而出现相关缺血临床症状。诱因常为患侧上肢活动需血量增加。此征占短暂性脑供血不足病因的 1%~4%。

临床表现:

(1)上肢供血不足表现:患侧上肢常有乏力、麻木、沉重感,可有疼痛或冷感。特别是上肢活动时易出现症状或使原有症状加重,患侧上肢桡动脉搏动减弱或消失,收缩期血压比健侧低 3kPa(20mmHg)以上,患侧上肢皮肤温度降低,约 2/3 的患者可在锁骨上窝可听到血管杂音。

(2)椎-基底动脉供血不足表现:本症最常见的症状是眩晕,患侧上肢用力活动时头晕、眩晕更明显,伴有恶心、呕吐、视物模糊、复视、共济失调等,少数可有意识障碍或倾倒发作,亦常有颈枕部疼痛和不适感。

(3)盗血严重时还可引起颈内动脉系统缺血表现:出现发作性轻偏瘫,偏身感觉障碍,一过性失语等。

此征内科缺乏特异性治疗方法,一般禁用血管扩张药和降压药,以手术疗法效果为佳。

5. 颈动脉窦综合征(Weisis-Baker 综合征)

病因:颈动脉窦反射过敏。

临床表现:突发晕厥、头晕、无力、面色苍白、冷汗、意识丧失、心率减慢、血压下降、EEC 高波幅慢波。

6. 小脑卒中

国内学者认为,非高血压性小脑出血应考虑淀粉样血管病。经证实,60~80 岁老年人23%有淀粉样物质沉积于脑血管壁;而大脑淀粉样血管病的患病率随年龄增长而增加。病理研究证实,血管内淀粉物质与老年斑的淀粉物质是同一种 β 蛋白,提示本病与年龄老化密切相关。

(1)小脑梗死:绝大多数小脑梗死病例发生在小脑后下动脉供血区;堵塞可发生于该动脉本身,亦可发生在发出小脑后下动脉的椎动脉,其发生率高于小脑后下动脉;其次为小脑上动脉及小脑前下动脉,但由于后二动脉与基底动脉的桥支有较丰富的血管侧支吻合,使其代偿能力极强,所以小脑梗死发生率不高。而小脑后下动脉则行程长,且侧支循环较少,故当缺血发生时最易形成梗死灶。

临床表现如下。

小脑症状:眩晕、呕吐、眼震(50%以上可有水平、垂直、旋转或混合性眼震)、小脑性言语、病侧肢体共济失调。

脑干受压症状:很少见,可出现在危重型小脑梗死患者。部分患者可有复视、一侧瞳孔散大,眼球运动障碍、耳鸣、周围性面瘫、交叉性麻痹或眼球麻痹。

意识障碍:少数病例可有急性大面积梗死或合并有脑干梗死,可影响网状结构上行性激活系统,致各种程度的意识障碍,在发病初期小脑体征可因之而无法查出,延误诊断。另有部分病例意识清晰,且小脑体征轻微或缺如,但影像诊断结果却有大面积梗死灶,而临床症状仅有眩晕、恶呕、头痛。其发生机制为在小脑半球病变时,代偿功能强,另亦有学者认为未严重影响半球齿状核的患者体征轻。

颅内压增高:小脑梗死范围较大,超过一侧小脑半球的 2/3;或梗死灶周围小脑组织严重水肿,压迫第四脑室,造成梗阻性脑积水时可有明显的颅内压增高;除头痛、颈项强直、呕吐外,可有视盘水肿,严重者可发生小脑幕切迹上疝或小脑扁桃体征,须与颅后窝占位性病变鉴别。本症可迅速进展至昏迷,终至死亡。

(2)小脑出血:小脑出血占脑出血的 5%～10%。

临床表现:常有突发性程度剧烈的眩晕,有时眩晕为首发症状,伴发频繁的呕吐,剧烈头痛尤其是后枕部。症状与出血量多少有直接关系,出血多者颅压迅速增高,很快出现各种不同程度的意识障碍;凡血肿体积≥6mL 者,起病时意识障碍明显,而<6mL 者,多无明显意识障碍。轻型可伴一侧肢体笨拙、平衡失调。重型可出现意识障碍、脑干受压、颅内压增高等症状。

三、颅内肿瘤与眩晕

脑干包括延髓、脑桥和中脑,为脑的传导束和脑神经核集中的部位,它将脊髓与间脑及大脑互相联系起来,且是第Ⅲ～Ⅻ对脑神经进出脑的部位。脑干内部的主要结构为白质,还有少量脑干中央神经核,如红核、黑质、中脑和脑桥内散在小的神经核。脑干内布满神经核团与传导束,其结构与功能十分复杂和重要。腹侧部分主要是白质纤维束,背侧部分则是灰质核团所在部位(如脑神经核团)。在白质和灰质之间,有由白质和灰质交织而成的网状结构,内有调节血压、呼吸和心跳的中枢,因而有"生命中枢"之称。眩晕是听神经(蜗神经和前庭神经)或其传导路径病变所致,因二者感受器相邻、传入神经相伴、蜗神经和前庭神经进入脑干后彼此分开等特点,可与听力障碍同时(内耳病变)或单独(脑干病变)出现。

(一)原因

一种是由于肿瘤直接压迫或浸润前庭神经核或其中枢通路;另一种由于颅内压增高,特别是肿瘤阻塞脑脊液循环而产生脑积水,引起第四脑室底部前庭神经核充血和水肿。

(二)临床表现

1. 眩晕

程度较轻,旋转性或向一侧运动感,持续时间长(数周至数年),与改变头部方向或体位无关。

2. 眼震

与眩晕程度不一致,粗大,持续;眼震快相也向健侧(小脑例外)或方向不一致。

3. 平衡障碍

站立不稳或向一侧运动感。

4. 自主神经症状

不明显。

5. 耳鸣和听力障碍

无或不显著。

（三）肿瘤类型

临床常见早期可致中枢性眩晕的肿瘤,包括脑桥小脑角肿瘤、小脑半球肿瘤、小脑蚓部及第四脑室肿瘤或囊肿、脑干肿瘤、颞叶肿瘤。上述肿瘤以幕下颅后窝或颅底部为主;幕上肿瘤除颞叶外,其他部位肿瘤均与颅内压增高继发有关。

1. 脑桥小脑角肿瘤

脑桥小脑角肿瘤以神经纤维瘤为最多,尤以听神经瘤为主;国内统计占该区肿瘤的76.8%;其次为胆脂瘤、脑膜瘤。听神经瘤常发生于前庭神经鞘,仅有极少数源于听神经;听神经瘤多在内耳道区生长,增大后突入内耳门向脑桥小脑角发展,绝大多数病例为单发;双侧听神经瘤仅占2%,见于vonRecklingHausen病,即多发性神经纤维瘤病。

脑桥小脑角肿瘤的早期症状为眩晕、恶心、呕吐及耳鸣、耳聋;当进一步发展侵及邻近组织,其临床症状取决于肿瘤的性质、大小及发展方向,基本表现为脑桥小脑角综合征,即有三叉神经、面神经、听神经及后组脑神经损害征,且合并有小脑、脑干征。其中最具代表性的为听神经瘤,是颅内常见的肿瘤之一,多属良性,故进展缓慢,可全部切除,预后良好。患病率占颅内肿瘤的8%,约占颅后窝肿瘤的1/4,在脑桥小脑角肿瘤中占90%～95%。发病年龄为30～60岁,女性多于男性,病程经过1～2年甚至10年以上。而本组肿瘤早期诊断极为重要,因听神经瘤发展有其规律故确诊较易。典型者可分为3个阶段:第一阶段,第Ⅴ、Ⅶ、Ⅷ对脑神经受损;第二阶段,除第一阶段加重外,出现同侧小脑征、水平眼震向病侧注视更为明显;如有脑干受压移位,则CSF通路受阻,可有颅压增高;第三阶段,除上述症状加重外,颅后窝、后组脑神经受损,颅压增高明显,少数可因视神经继发性萎缩而失明。其余该区肿瘤合并有中枢性眩晕为早期症状者尚有脑桥小脑角脑膜瘤、第四脑室室管膜瘤、小脑半球星形细胞瘤、小脑蚓部髓母细胞瘤,及该区表皮样囊肿及皮样囊肿等,应早期确诊,尽早手术切除。

(1)脑桥小脑角脑膜瘤:在脑桥小脑角肿瘤中占3%～4%,多源于岩下窦、乙状窦部位的硬脑膜,紧靠颈内静脉孔、球形、质硬。上极可伸入颅中窝,下极可抵枕骨大孔。早期即有眩晕、耳鸣、耳聋;进展不如听神经瘤规律,前庭、听力征较轻,但第Ⅸ～Ⅺ后组脑神经受累较多且明显;其他可累及第Ⅴ、Ⅶ对脑神经。较易压迫导水管故早期可有颅内压增高;肿瘤亦可同时伸到颅中窝致第Ⅲ、Ⅳ、Ⅵ对脑神经及颞叶受累;晚期可有小脑征。CSF蛋白增高,岩骨尖和嵴部骨质吸收或破坏,肿瘤钙化斑,但内听道正常;椎动脉造影显示基底动脉向对侧向后移位,有时可见病理血管团影。

(2)脑桥小脑角胆脂瘤(表皮样囊肿):为异位胚胎残留的外胚层组织,在胚胎发育晚期继发性脑泡形成时将表皮带入所致。囊肿常位于中线外侧,多发生于脑基底部蛛网膜下隙。发生率占脑桥小脑角肿瘤的4.7%。临床先以三叉神经痛为症状,包括运动根受累、面肌痉挛、眩晕、恶心、呕吐、耳鸣、耳聋,与听神经瘤征相似,后可有颅中窝神经、小脑、脑干征、颅内压增高征。X 线片多正常,仅可见岩骨尖骨质吸收,内听道多正常,有助于和听神经瘤鉴别。

2. 第四脑室内室管膜瘤

第四脑室内室管膜瘤是该脑室中最常见的一类肿瘤,多数起于第四脑室底部,起源于脑室系统的管室膜细胞,生长慢,渗透性低,其中 80% 长在脑室系统内,为神经胶质细胞瘤中较良性者;在神经胶质细胞瘤中占 12.5%;60% 部位在幕下,儿童、青年患者为多,儿童幕下多见,青年及以上年龄者幕上比例大。肿瘤一般无广泛粘连,瘤体充满第四脑室致显著扩大,经常通过中孔延伸到小脑延髓池,甚至经枕骨大孔进入椎管内。早期症状由于压迫第四脑室底前庭诸核可致剧烈头痛、眩晕、恶心、呕吐;另因肿瘤在脑室内活动,当体位或头位变化时可突然阻塞第四脑室出口,致急性梗阻性脑积水,可有发作性意识丧失、剧烈眩晕、头痛、呕吐,称为 Brun 征;亦可因急性严重颅内压增高致小脑危象(脑干性强直发作),即发作性去皮质强直;发作时,意识丧失,全身肌紧张,四肢伸直呈角弓反张状,呼吸缓慢,面色苍白,出冷汗;一般数秒、数十秒即缓解。但本征为一严重征象,可因肿瘤直接压迫或刺激脑干或小脑上蚓部,通过小脑幕切迹向幕上疝出所致。另压迫小脑腹侧或小脑脚可有小脑症状,见于 1/3 的患者,可伴各型眼震。当肿瘤压迫第四脑室上部可累及第 V ~ Ⅷ 对脑神经核;向中线生长影响内侧纵束,可致内纵束综合征。位于第四脑室下部肿瘤可有第 Ⅸ ~ Ⅻ 对脑神经根受累较显著。脑干长束受累中,感觉障碍多不出现,运动障碍亦少见。晚期可因枕骨大孔疝压迫呼吸、心搏中枢,终至死亡。

3. 小脑星形细胞瘤

小脑星形细胞瘤占幕下肿瘤的 1/3,在小儿颅内肿瘤中占 20%,好发于小儿及青年。以小脑半球最多,其次为蚓部,少数见于第四脑室。症状有眩晕、呕吐、头痛(枕部为重),初期为发作性,可因颅压增高或肿瘤直接压迫第四脑室底部所致。颈项强直及强迫头位为保护性反射;亦可因小脑扁桃体疝出枕骨大孔刺激或压迫上颈部神经引起。小脑蚓部肿瘤者常仰卧位,头向前倾;小脑半球肿瘤则头常偏向病侧。有 1/2~3/4 的病例可有颅内压增高、视盘水肿;晚期均有颅内压增高,而蚓部肿瘤则出现较早,小脑性眼震特点为振幅大、速度慢、水平性、不规律,快相向注视方向;另可有小脑性共济失调,重者可有小脑危象。

颅片可示枕骨大孔边缘骨质不整齐及颅后窝示肿瘤钙化影约占 5%;脑室造影示中脑水管以上脑室系统扩大;位于半球肿瘤第四脑室及导水管下端向前侧方移位;小脑蚓部肿瘤者第四脑室受压前移或闭塞。椎动脉造影诊断半球肿瘤价值高,小脑上动脉向上移位,小脑后下动脉向下移位。巨大肿瘤可致基底动脉向前或向对侧移位。CT、MRI 头颅扫描应做加强法,则显示肿瘤范围及性质更为明确。

4. 小脑蚓部髓母细胞瘤

小脑蚓部髓母细胞瘤是极度恶性肿瘤;约占儿童颅内肿瘤的 10%,主要发生于 14 岁以下儿童,发病高峰在 3~10 岁,少数可在 20 岁以上发病,男性比女性发病高 2~3 倍。本瘤亦源于小脑胚胎的外颗粒细胞层,位于软膜下小脑分子层胚胎的外颗粒细胞层,为软膜下小脑分子层表层,约在出生后一年半内逐渐消失;当出生后数年仍存在则可致肿瘤。儿童肿瘤多位于小脑中线部位,即源自第四脑室顶的后髓帆,可向上侵犯小脑蚓部(75%),向下伸入第四脑室或充满延髓池,甚至经枕大孔突入椎管上端,向上累及导水管。成人亦可见于小脑半球。此瘤易有瘤细胞脱落入蛛网膜下隙脑脊液内顺流或逆流致播散种植,尤其术后更易发生,多见于脊髓马尾部,且迅速向上蔓延,可有脊髓压迫症。临床早期症状可有头痛、眩晕、呕吐、视力减退、视盘水肿,因第四脑室底部受压或颅内压增高均可致上述症状;可有躯体性共济失调、小脑性语言,约 1/3 患者有眼震。放射治疗为本瘤重要的治疗措施,如无特殊治疗,平均生存时间为 1年,80％患者死于 3 年内;经放射治疗及化学治疗,五年生存率为 20％～30％,甚至可达 50％,10 年生存率达 15％。本瘤多数死于局部复发;有神经系统内种植播散者,约 95％种植于脊髓,致截瘫,仅 5％种植于大脑。

5. 脉络丛乳头状瘤及癌

脉络丛乳头状瘤及脉络丛乳头状癌为一种少见的颅内肿瘤,约占 0.7％。起源于脉络丛上皮细胞,儿童、青年及成年均可发生。10 岁以下儿童较多见,占 1/3～1/2;另有统计,在 20岁以后发病者占 70％,30～39 岁患病率最高。发病年龄和肿瘤部位似有一定关系;位于第四脑室者常发生于儿童后期;发生于侧脑室者多为儿童,甚至为新生儿。男性患病率高于女性。肿瘤发生部位,侧脑室、三角区为最多,第四、第三脑室内者次之。极少数脉络丛的上皮肿瘤属于恶性肿瘤,即脉络丛乳头状癌。有 10.5％可有蛛网膜下隙播散,多发生在侧脑室脉络丛乳头状瘤,个别可有颅外转移。

早期临床症状视病灶部位而定,可因肿瘤使脉络丛分泌增多,而产生交通性脑积水;亦可因阻塞脑脊液循环通路引起梗阻性脑积水,均可导致颅内压增高及呈强迫头位。如肿瘤位于第四脑室内压迫菱形窝底脑神经核,则出现眩晕、耳鸣、听力减退;压迫内囊可有偏瘫及偏身感觉障碍;压迫小脑脚或蚓部可致小脑征。肿瘤常引起蛛网膜下腔出血,故可出现脑膜刺激征;脑脊液压力增高,常有黄染,蛋白质含量多明显增高;脑室造影有脑室系统向健侧移位,脑室内有边界不整的圆形肿瘤阴影。

四、炎症及脱髓鞘性疾病所致眩晕

(一)多发性硬化症(MS)

MS 是脱髓鞘性疾病中致眩晕最常见的疾病。MS 是一种免疫介导的中枢神经系统慢性炎性脱髓鞘疾病,具有时间和空间多发的特点,其病因及发病机制尚不清晰。可能是遗传易感个体与环境因素作用发生的自身免疫性病理过程。病变可累及大脑半球、视神经、脑干、小脑、脊髓等。本病以眩晕为首发症状者占 5％～12％,在病史中有眩晕者占 30％～50％。

1. 流行病学特征

MS 患病率较高,倾向于青壮年罹患,且每次发作常遗留神经系统症状体征,最终导致神经功能残障。

(1)患病率随纬度增高而增高,离赤道越远患病率越高。

(2)女性 MS 患病率高于男性。

(3)移民的流行病学资料显示,15 岁以后移民仍保持出生地的高患病率。

(4)遗传因素对 MS 易感性起重要作用。

(5)MS 与 6 号染色体组织相容性抗原 HLA-DA 位点相关。

2. 可能的病因

(1)病毒感染与自身免疫反应。

(2)遗传因素。

(3)环境因素。

3. 诱因

感冒、发热、感染、败血症、外伤、手术、拔牙、妊娠、分娩、过劳、寒冷、中毒、精神紧张、药物过敏等。

4. 临床分型

根据病程分为以下几种类型。

(1)复发-缓解型(RRMS):临床最常见,占80%～85%,发病年龄多在20～40岁,男性发病少于女性,疾病早期出现多次复发缓解,可急性或亚急性发病或病情恶化,症状在数周内可以完全或部分消失,两次复发间病情稳定。

(2)继发进展型(SPMS):复发-缓解型患者经过一段时间可转为此型,患病25年后80%的患者转为此型,病情进行性加重不再缓解,伴或不伴急性复发。

(3)原发进展型(PPMS):占10%～15%,起病年龄偏大(40～60岁),亚急性或慢性起病,病情逐渐进展,无缓解期,但有间断的稳定期。发病后轻偏瘫或轻截瘫在相当长时间内缓慢进展,神经功能障碍逐渐进展,常出现脊髓、小脑或脑干症状,MRI显示增强病灶较继发进展型少,脑脊液炎性改变较少。很少出现视觉受损或皮质功能异常。

(4)进展复发型(SPMS):临床少见,仅约5%,隐袭起病,逐渐加重,可在原发进展型病程基础上同时伴急性复发。

(5)良性型:约占10%,病程呈现自发缓解。

5. 临床表现

(1)眩晕(约50%),可为首发症状,可呈发作性,亦可持续数日。眼震明显、不稳感、平衡障碍,眩晕消失后眼震仍存在。不同程度听力障碍,约1/3的患者听力检查或脑干听觉诱发电位异常。

(2)一个或多个肢体局部无力、麻木、刺痛感、单肢不稳、单眼突发视力丧失或视物模糊,复视。

(3)神经功能缺失的体征:①肢体瘫痪,常见双下肢无力或沉重感,亦有截瘫、四肢瘫、单瘫、偏瘫。②视力障碍,约占50%,一般从一侧开始侵犯对侧,常有缓解—复发的特点。③眼球震颤,以水平眼震为主,亦可见水平加垂直眼震;内侧纵束受累可致核间性眼肌麻痹;两者并存提示为脑干病灶。④感觉障碍,约50%有深感觉障碍和Romberg征。⑤共济失调。

6. 辅诊检查

T细胞数低下,尤以TS细胞活性减退更为明显;在病情活跃时可显示TH/TS比值上升(正常两者比值为2∶1),恢复期TS升高,故比值下降。CSF检查:60%病例有单核细胞轻、中度增高,但多不超过$50 \times 106/L$,大多为T淋巴细胞,主要为TH;CSF中B细胞少见,30%～40%病例蛋白质轻中度升高;90%病例有7球蛋白含量增高,其中大部分为IgG,偶见IgA及

IgM 升高。寡克隆带阳性率达 40%～45.8%,明显低于西方人群,寡克隆带(OB)在诊断多发性硬化症中具有较高的敏感性,但缺乏特异性,各种中枢神经感染性疾病中 OB 阳性率可达 28%～72%,故不能把 OB 的存在作为 MS 确诊的依据。抗髓素碱性蛋白抗体(MBP)在多发性硬化症中占 88%。眼震电图在早期诊断中阳性率达 77%,视觉诱发电位 64% 阳性,体感诱发电位 43% 阳性,脑干听诱发电位阳性率为 23%,运动诱发电位,有锥体束征者阳性率可达 90%。CT 及 MRI 脑扫描对定位有较高价值,但定性则尚须结合临床症状分析;MRI 可示等 T1 长 T2 异常信号,或长 T1、T2 异常信号。

(二)脑干脑炎

脑干脑炎,临床上并非少见,其病变局限于脑干或以脑干为主,可累及邻近组织,多为急性或亚急性起病,以多脑神经损害、长束征及小脑征为突出表现。

多数学者认为,脑干脑炎与病毒或细菌等感染有关,患者大多数有前驱性感染,如流感、单纯疱疹病毒、巨细胞病毒、EB 病毒、带状疱疹病毒、弯曲菌、支原体等。根据文献报道主要有两种观点,即免疫受损学说和病毒感染学说。前者通过免疫介导产生迟发性过敏反应,以脑干白质为主的斑片状脱髓鞘软化灶,血管充血,血管周围淋巴细胞浸润,血管袖套形成,灰质神经胶质细胞受累较轻,无明显神经元被噬现象和胶质瘢痕形成。如病毒直接侵犯脑干可见神经元被噬现象,胶质增生和胶质瘢痕形成,而白质无明显脱髓鞘改变。严重者可见组织坏死、出血灶、大片状脱髓鞘及轴索破坏等改变。

该疾病因病变程度不同和病灶大小不等,临床症状常不典型,综合有关文献总结其主要临床特点为:①病前多数患者有前驱性感染病史;②急性或亚急性起病,以急性起病为多见;③多脑神经受累,四肢瘫或交叉性瘫痪,双侧或一侧锥体束征,偏身或交叉性痛觉减退,双侧或一侧肢体共济失调等小脑束受损征,有国内研究报道,脑神经受累以第Ⅸ、Ⅹ对脑神经为多见,其次为第Ⅶ、Ⅴ、Ⅵ、Ⅲ、Ⅳ 等对脑神经,锥体束征占 90.9%,小脑征占 72.7%,偏身或交叉性痛觉减退占 63.6%;④实验室检查:腰椎穿刺示颅内压正常或轻度增高,可见 CSF 细胞数及蛋白轻度增高;⑤呈单相病程,多数患者预后良好。有研究发现,脑干脑炎患者随访中复查颅脑 MRI 发现病灶逐渐缩小至消退,无复发病例,可见 BSE 并不是多发性硬化(MS)首次发作。也有观点称,约有 20% 的患者可以转化成多发性硬化,该观点需进一步论证及完善。多数学者认为类固醇皮质激素、抗病毒药及免疫球蛋白对脑干脑炎治疗有效。

五、眩晕性癫痫

癫痫是一组由大量神经元反复发作的异常同步放电所引起的以发作性、刻板性、短暂性的脑功能障碍为特征的慢性脑部疾病,是神经系统最常见的疾病之一。眩晕性癫痫,或称为前庭性癫痫、癫痫性眩晕,是由前庭系统皮质中枢神经元的异常放电所导致的短暂的、反复发生的自身或周围景象的旋转、漂动、倾斜及空间坠落感等错觉。眩晕可以作为癫痫的一种先兆,也可以是癫痫发作的主要表现形式。有研究报道,发作性眩晕在就诊的癫痫患者中仅占 3%,而眩晕性癫痫更为罕见。

(一)眩晕中枢的皮质定位

眩晕发作认为是前庭系统皮质中枢的神经元异常同步化放电所致。然而至今为止,对于眩晕中枢的皮质定位尚不十分明确。研究显示,前庭系统皮质中枢包括颞上回后部、颞顶交界区、额叶皮质的运动前区及顶—脑岛前庭皮质(PIVC)。而 PIVC 被认为是前庭皮质中枢的核心区域,与前庭脑干核团及其他前庭皮质区域存在密切的联系,而上述诸多皮质区的激动均可以引起眩晕性癫痫的发作。

近些年的文献报道,采用皮质电刺激、正电子发射计算机断层显像技术(PET)、功能磁共振成像(fMRI)等技术,结果发现眩晕与顶上小叶、颞叶后上部、颞横回、颞顶交界区、颞叶外侧裂周围、扣带回前部、额叶运动前区、PIVC、丘脑枕等区域有关。也有学者认为,前庭信息是通过包括颞顶额区在内的前庭皮质系统网络综合处理的结果,多位于非优势半球。然而关于上述多个前庭皮质定位区域的具体功能分布及其与皮质神经网络处理的关系有待进一步的研究和探讨。

(二)病因

任何导致癫痫发作的病理损害影响到眩晕中枢或相关传导纤维时都可以引起眩晕发作。其中有部分患者可以发现脑部的器质性或代谢性病因,如颅内肿瘤、脑卒中、脑血管畸形、脑发育不全、神经元异位症、局灶性中枢神经系统感染性疾病、免疫相关性脑炎、脑软化灶及颅脑外伤后瘢痕形成或脑室穿通畸形等。而大部分患者目前仍无法寻找到确切的病因。

(三)临床表现

眩晕性癫痫常见于儿童和青少年,成人发病较少,起病多在 15 岁以前,男性多于女性。发作时主要表现为发作性眩晕,躯体移动感或周围环境物体旋转感,患者常常感到头晕、视物旋转、不敢睁眼、姿势不稳、头重脚轻或躯体向一侧倾斜,可伴有面色苍白、出汗、恶心、呕吐等自主神经症状,但症状相对较轻,个别患者可能出现腹痛或肌肉小幅度的抽动,发作后可有头痛、嗜睡、疲乏。如果发生在夜间,患者可被眩晕发作唤醒;如果发生在站立时,可引起姿势控制障碍,甚至摔倒。由于前庭系统皮质中枢与听觉中枢靠近,当症状发作扩散刺激颞横回前部而引起幻听。发作过程中多无意识明显障碍,有时可合并瞬间不能运动或言语,一般不伴有二便障碍、眼球震颤。部分患者可合并有不自主咂嘴、咀嚼、摸索等口咽手足自动症,面部抽动,头眼转向一侧,意识蒙眬,则提示发作已扩散至颞叶,而引起精神运动发作。症状发作多无明显诱因和先兆,与体位、姿势改变无关,不伴有听力障碍、耳鸣等脑干损伤表现。眩晕发作的特点是突发突止,历时短暂,持续数秒或数分钟,通常反复频繁发作。频率为每周 1 次或每天数次不等。

眩晕性癫痫发作目前认为是单纯部分性发作,也可以进展为复杂部分性发作或全面性发作。

患者在发作间期神经系统体格检查无阳性体征。

(四)辅助检查

脑电图在癫痫的诊断中是不可或缺的检查方法。常规脑电图的阳性率不高,建议行视频长程脑电图监测及闪光刺激、睡眠诱发试验以提高检查阳性率。在眩晕发作间期,脑电图提示局灶性慢波及癫痫样放电,呈阵发性棘波、尖波、棘慢综合波、尖慢综合波或阵发性高波幅慢波发放,主要分布于额区、颞区及顶区,尤以颞区为著。眩晕发作时的异常脑电图是临床诊断的重要依据。

对临床怀疑或已确定为眩晕性癫痫的患者,应通过神经影像学等相关检查确定或排除颅内疾病。对于经常反复发作性眩晕的患者,需要完善前庭功能、听觉诱发电位、颈部及颅内血管、颈椎 CT 或磁共振等检查,以除外非癫痫性的眩晕综合征。

（五）诊断

需要详细地询问病史、体格检查,完善脑电图、相关的神经影像学及其他神经电生理检查以明确诊断。

眩晕性癫痫在诊断时需要排除其他眩晕相关疾病,如耳源性眩晕、前庭神经性眩晕、小脑及脑干病变所致的眩晕、颈源性眩晕等。此外,需要与晕厥进行鉴别诊断,晕厥是一过性脑缺血表现,有突发短暂的意识障碍,发病之初常有心悸、胸闷、冷汗、头晕、视物不清等不适,如血管反射性晕厥、心源性晕厥等。

（六）治疗与预后

对眩晕性癫痫的治疗包括病因治疗和抗癫痫治疗。

病因治疗:对能找到确切病因的患者需要进行相应的病因治疗。

抗癫痫治疗:确诊为眩晕性癫痫的患者应及时给予抗癫痫治疗。需要根据患者癫痫发作类型进行治疗,可以选用丙戊酸钠、丙戊酸镁、卡马西平、托吡酯、苯巴比妥等。然而,在治疗过程中需要注意药物的不良反应,定期复查血药浓度,调整药物用法用量。通常患者的治疗效果比较肯定,预后良好。

六、脑外伤后眩晕或头晕

眩晕和头晕是脑外伤后经常出现的症状。外伤往往会引起迷路和其他前庭结构的损伤,从而导致迷路性脑震荡、良性阵发性位置性眩晕、外淋巴瘘、单侧前庭功能丧失、外伤性椭圆球囊损伤和外伤性淋巴积水。脑震荡和其他颅脑损伤可以导致慢性头晕,而没有明显的迷路损伤或功能不全。患有这种类型头晕的患者,症状往往持续数周、数月,甚至数年。脑外伤后中枢性眩晕或头晕包括脑震荡后遗症、脑外伤后偏头痛性眩晕、弥漫性轴索损伤和焦虑相关的头晕。

（一）耳迷路损伤所致眩晕

1. 良性阵发性位置性眩晕（BPPV）

良性阵发性位置性眩晕是脑外伤后眩晕最普遍的原因。脑外伤发生时,外力作用于颅骨,导致位于椭圆囊黄斑的耳石脱位从而导致眩晕发生。患者往往在床上翻身时或头部做垂直运动时出现眩晕,每次发作持续 10～30s。当颅脑外伤的患者主诉眩晕时,要首先考虑良性阵发性位置性眩晕的可能性。良性阵发性位置性眩晕的发作频率同特发性良性阵发性位置性眩晕,但是前者需要更多次的手法复位才能达到治疗效果。此外,外伤所致良性阵发性位置性眩晕往往是双侧的。

2. 迷路性脑震荡

迷路性脑震荡是指外伤时的加速-减速力量作用于骨性迷路上,导致膜迷路的非特异性损伤,包括膜迷路穿孔、出血或外伤性缺血。听力丧失、头晕和耳鸣是其常见表现。迷路性脑震荡还经常发生在颞骨骨折的对侧。

3. 外伤后梅尼埃病

梅尼埃病是由内淋巴液平衡调节功能障碍导致内淋巴积水所引起的。淋巴液涌入内耳区域从而引发眩晕、声音低沉和耳鸣。眩晕发作至少会维持 20min,通常持续 2～4h。低频纯音听力的丧失是其典型特点,随着时间的推移,听力丧失将成为永久性的。

4. 椭圆球囊损伤

脑外伤发生后,很多患者的耳器官(椭圆囊和球囊)会发生代谢紊乱。患者椭圆球囊的功能紊乱可以通过前庭诱发肌电位来测定。耳石感觉器官急性受损的患者会出现严重的姿势失衡和倾倒感。耳石感觉功能失衡的患者会影响头部的快速运动。单侧椭圆球囊功能缺失的恢复时间目前尚没有定论,通常对称的站立姿势恢复较快,而在运动时的姿势调节功能的恢复则需要较长的时间。

5. 外淋巴瘘

脑外伤后通常会导致膜迷路的破裂,使膜迷路内的淋巴液流入内耳。通常在中耳和内耳之间膜的脆性较大,所以这里是容易出现外伤破裂的地方。气压损如潜水、爆炸、大气压波动、涉及颞骨骨折的头部外伤往往容易导致淋巴瘘。外淋巴瘘会导致单侧耳聋、感音神经性听力损失、脑脊液耳漏、鼓膜穿孔、耳鸣、眩晕和站立不稳。通常情况下,外淋巴瘘可以自愈,但是那些不能自愈的病例仍然需要外科修补的干预。

6. 单侧前庭功能丧失所致眩晕

颅脑损伤的患者会出现前庭功能丧失,发生机制可能是前庭蜗神经的牵拉或损伤导致了脱髓鞘病变、外伤后出血或缺血性改变或前庭结构的直接损伤。颞骨骨折可以导致单侧前庭功能丧失从而引发眩晕。在一项 118 例连续性颅底骨折的病例研究中,有 22％的患者有颞骨骨折,其中 80％的患者为颞骨岩部的纵行骨折,20％为横行骨折。纵行骨折往往会累及中耳,但很少影响前庭蜗结构和面神经,多由颞骨的钝伤所致。横行骨折往往会累及听软骨囊、内耳和前庭蜗神经,并且容易损伤面神经,多由来自额枕轴的钝伤所致。

(二)中枢神经系统创伤所致头晕

平衡失调在严重的脑外伤后比较常见,在轻微的颅脑损伤中也可以见到。如果外伤导致的脑桥延髓区域的损伤是双侧的并且可以在头颅 MRI 上看到,那么预后则较差。颅脑创伤可以导致弥漫性轴索损伤、脑干或小脑牵拉或挫伤,其可以损伤前庭和姿势反射通路,导致头晕。弥漫性轴索损伤容易损伤的部位有灰白质联系、脑干、胼胝体、大脑小脑脚、基底节和丘脑、大脑额叶和颞叶的白质。轻微的颅脑损伤通常定义为闭合性颅脑损伤,其 GCS 评分为 13～15 分,无法回忆短期内发生的事情,有不超过 30min 的意识丧失。头颅 CT 提示无出血及其他可见的创伤性异常。绝大多数头部创伤或脑震荡的患者可以归类于轻微的颅脑损伤。

(三)创伤后偏头痛性眩晕

脑部创伤后出现偏头痛性眩晕的患者经常描述头晕为旋转、摆动、往复振荡感、漂浮或醉酒感,这与非创伤性的前庭性偏头痛和一般的脑震荡后头晕非常难以区别。脑创伤的严重程度和偏头痛并没有必然的关系,但是因创伤所带来的精神因素往往成为出现偏头痛的关键因素。此外,其他一些学者也发现了同样的现象,患者可能没有解剖上的损伤,也没有经受脑创伤,同样也出现了偏头痛症状。有研究表明,脑创伤后预防性口服偏头痛的药物,有助于预防偏头痛性眩晕的发生。

(四)脑震荡后头晕

脑震荡后头晕通常被患者描述为摇摆感、头重脚轻感、醉酒感,或者在头部运动时失衡的感觉加重,其包括创伤后偏头痛性眩晕、迷路性头晕、颈源性眩晕、焦虑相关的头晕等。慢性眩晕的患者很难在短时间内返回到工作岗位。精神因素会加重前庭症状,阻碍功能恢复。不同文化、不同语言背景的患者,恢复也不尽相同。也许脑部创伤只是一个诱发因素,精神因素则使脑震荡后头晕症状持续不断。

七、中枢性眩晕的治疗

中枢性眩晕结合病因分析,除肿瘤及脱髓鞘性疾病外,多数以血管性疾病为主体;前两者可行手术治疗、放射治疗、γ刀或X刀、立体放射治疗等方法治疗中枢性脑肿瘤;以激素为主的疗法治疗中枢性脱髓鞘性眩晕。以下主要介绍脑血管病的治疗、外伤性眩晕治疗及对症处理。

(一)短暂性脑缺血发作的防治

1. 原发病的治疗积极防治

高血压,各种心脏病,特别是心律失常、心房颤动、内膜严重疾病者,糖尿病、高血脂等疾病;特别应重视心源性TIA及脑心综合征。

2. 钙通道阻滞药常用药物

尼莫地平口服20~40mg,3次/d,本剂可选择性地阻断病理状态下细胞膜上的钙通道,减少平滑肌收缩,增加供血量,可作用于大、小动脉。但当静脉滴注时如速度较快,可致血压迅速下降,引起心、脑缺血性发作。

3. 抗血小板聚集药

(1)阿司匹林:可抑制环氧化酶,每天40~300mg为最佳剂量,以肠溶片为佳,防止胃黏膜受损。可用中性阿司匹林片,须选择合适剂量,定期监测血小板各项指标,长期应用,治疗期内须密切观察脑及内脏出血并发症的出现。

(2)双嘧达莫(潘生丁):可抑制磷酸二酯酶,以阻止环磷腺苷(cAMP)的降解,本剂可增加血小板内cAMP的作用,以抑制对ADP诱发血小板聚集的敏感性而降低其聚集率。常用剂量25mg,3次/d,可和阿司匹林合用。

(3)噻氯匹定(抵克力得):新型抗血小板聚集药,无阿司匹林的不良反应,疗效佳,作用持久,常用剂量为250mg,1次/d,餐时服用。

4. 改善脑组织代谢药

可增加动脉血氧含量及血氧饱和度,特别改善脑组织的氧含量及携氧量,可再建有氧代谢,对急性缺氧的脑组织有保护作用。

5. 脑血管扩张药

一般疗效不肯定,现急性期不主张应用,因可致病灶半暗区脑水肿加重,引发脑内盗血及降低血压产生不利影响。但对轻型椎-基底动脉供血不足,尚有应用价值。目前应用药物有罂粟碱、碳酸氢钠、CO_2 吸入等。

(二)脑梗死的治疗

1. 减轻脑水肿,降低颅内压,防止脑疝

出现颅内压增高可给予脱水减压药,常用药物为 20% 甘露醇,25% 山梨醇或 10% 甘油盐水,须视病情需要而增减。不能突然停药,须逐渐减量或减次数,逐渐停用,不然可致颅高压反跳而脑疝死亡。

2. 扩容疗法

有增加血容量,降低血黏稠度,改善局部微循环的作用;故在无严重脑水肿及心功能不全病例,可用扩容疗法。常用低分子(相对分子量 4 万以下)右旋糖酐或羟甲淀粉(代血浆),有心功能不全而必须应用者可减半量,减慢滴速。

3. 溶栓治疗

再通的时间一般均在发病后 3~4d,此时半暗带神经细胞早已出现不可逆性坏死,故早期溶栓尤为重要。溶栓药物主要为尿激酶(UK)及 Rt-PA,最佳治疗时间为发病后 6h 内,最好在4.5h 内。治疗较晚则疗效差,且可合并出血。Rt-PA 应用剂量为 0.9mg/kg,最大用量 90mg,尿激酶 100 万~150 万 U,其中的 10% 静脉注射,其余的 1h 内静脉滴注完毕。符合条件者可行介入治疗。

(三)脑创伤后眩晕或头晕的治疗

有报道表明,有效控制焦虑可以减少脑震荡后综合征的症状。患有慢性头晕的患者,需要与偏头痛性眩晕、迷路因素、自身自主神经功能紊乱和药物的不良反应进行鉴别。如果患者主诉摇摆式眩晕,首先要考虑迷路的原因,需要在耳鼻喉科进一步明确诊断。如果排除迷路因素,可以考虑对创伤后偏头痛进行预防性治疗。焦虑情绪必须进行严格控制,因为焦虑会加重前庭功能紊乱。让患者保持乐观心态,重回正常的工作和生活也是非常重要的。

(四)中枢性眩晕对症治疗

除上述对脑血管短暂性缺血的药物治疗外,还有几种较为有效的常用药物。

1. 镇静、催眠药

可用苯巴比妥、地西泮等口服,茶苯海明、晕动片亦可服用,用于程度较轻或慢性眩晕。

2. 抗组胺药物

盐酸苯海拉明、盐酸异丙嗪、氯苯那敏(扑尔敏)、茶苯海明用于眩晕发作期,尚有止吐作用。

3. 抗胆碱药物

东莨菪碱、阿托品,有解血管痉挛、止吐作用,可用于急性发作期,如未缓解可每隔 4~6h 重复给药。

4. 血管扩张药

烟酸、妥拉唑啉、山莨菪碱、地巴唑。

5. 针灸治疗

取穴风池、合谷。

八、血管源性孤立性中枢性眩晕

孤立性眩晕(IV)是指由各种原因引起的眩晕,可伴有眼震、步态不稳及恶心、呕吐等症状,多不伴有听力受损及神经系统受损体征。许多 IV 可能并不"孤立",但如果在问诊、查体时过于简单,一些隐匿症状、体征未被发现,会使许多眩晕患者都被诊断为 IV。IV 的定位诊断是难点。

IV 患者多为前庭外周病变,少数为中枢病变。近年来,随着神经耳科和神经影像学的发展,发现脑干和小脑部位的局灶损伤可引起血管源中枢性 IV。临床上,血管源性中枢性 IV 多以脑干和小脑缺血事件多见,常见于小脑后下动脉(PICA)、小脑前下动脉(AICA)供血区域的脑梗死;小脑上动脉(SCA)供血区域由于不涉及前庭结构,很少出现眩晕。小脑后下动脉血供区的小脑下部近中线部位是 IV 发生的主要部位,临床上早期识别至关重要。

随着前庭医学及神经影像学的发展,IV 准确识别的能力在提高。本节主要介绍血管源性中枢性 IV 的相关检查、临床诊断与鉴别诊断要点。

(一)血管源性中枢性 IV 的血管区域

血管源性中枢性 IV 主要累及 PICA 和 AICA 区域,通常在 PICA 供血区域,病变多数位于小脑,进一步的脑血管评价有助于诊断血管源性中枢性 IV。因头部 MRI 早期可能无法检出孤立的小梗死灶,有时需连续进行动态观察方能评估。

1. 小脑后下动脉供血区

小脑后下动脉起源于椎动脉,主要供应延髓、小脑半球的下部、小脑扁桃体。Lee 等对 240 例孤立性小脑梗死患者进行分析,发现 11%(25/240)的患者表现为 IV,MRI 显示小脑梗死最常涉及的区域是 PICA 内侧支供血区(24/25,96%)。在 PICA 内侧支供血区的小脑梗死,与眩晕有关的关键的结构是小结叶,小结叶通常接受来自同侧前庭核团的神经冲动,作为前庭小脑的一部分,其前庭浦肯野纤维回路对同侧前神经核有抑制作用,如果发生病损,临床常表现为眩晕、眼震。

2. 小脑前下动脉(AICA)供血区

AICA 起源于基底动脉,主要供应小脑下部前侧,途中发出小支供应脑桥下 1/3 和延髓上缘外侧。AICA 区域的梗死很少表现为 IV,大多伴有单侧听力下降(耳蜗缺血)及脑干体征,如面瘫、霍纳征,或交叉感觉障碍等;Lee 等回顾性分析了 12 例 MRI 诊断为 AICA 梗死的患者,4 例患者在梗死前 1~10d 出现眩晕或听觉症状(听力下降或耳鸣),提示急性听-前庭功能障碍可能是 AICA 梗死的一个先兆。Lee 等对 82 例 AICA 梗死患者的听-前庭功能受损情况进行分析,发现最常见的是听力和前庭功能同时受损(49/82,60%),单纯前庭功能受损(4/82,5%)或耳蜗功能受损(3/82,4%)很少见,推测急性听-前庭功能障碍可能与 AICA 远端支配的内耳或前庭蜗神经的局部缺血有关。

3. 内听动脉供血区

内听动脉(IAA)是 AICA 的分支。IAA 供应耳蜗及前庭迷路,迷路内的动脉很细,侧支循环很差,易受诸多因素的影响,尤其对缺血敏感。IAA 梗死的形成大部分是血栓形成堵塞 AICA。迷路梗死可以引起全迷路症状,如仅仅损伤其中一个分支,也可以出现相应的前庭或耳蜗症状。耳蜗尖部尤其易受血管事件的攻击,临床常常表现为低频听力下降,极易与梅尼埃病混淆。总之,对于临床表现为急性单侧听力下降伴有眩晕的老年患者,存在迷路梗死可能。由于内听动脉在普通的颅脑 MRI 很难直观观察到,迷路梗死明确诊断几乎不可能。因此,在确定急性听-前庭功能障碍的病因时,临床医师应综合考虑相关临床证据,而不只是强调颅脑 MRI 是最好的方法。

4. 小脑上动脉

小脑上动脉(SCA)起始于基底动脉末端,SCA 小脑上动脉区域损伤引起眩晕的情况并不多见,原因是 SCA 供应区域——小脑上部与前庭相关的通路联系很少。

(二)近年来相关床旁查体方法

1. 神经、耳科查体

神经系统检查在 IV 诊断中重要且有助于临床医师寻找中枢受损的证据。IV 有时候的"孤立"可能源于漏诊。

2. 前庭、眼动受损的查体

伴有耳科或神经系统体征的眩晕容易诊断,如仅表现为 IV 常常容易误诊。这就需寻找除神经系统及耳科体征之外的证据来进行诊断,即相关前庭通路受损的证据进行更为准确地定位诊断。

(1)眼侧倾(OL)。OL 主要是由于下橄榄核-小脑通路受损引起。来自对侧下橄榄核的纤维经小脑下脚终止于小脑半球皮质,然后传至齿状核,一部分纤维经丘脑传至大脑皮质,一部分经红核、中央被盖返回至下橄榄体。延髓外侧受损时常可见到同侧 OL,小脑上脚损害时常出现对侧 OL。

(2)眼偏斜反应(OTR)。OTR 主要包括头偏斜(HT)、眼偏斜(SD)和静态眼扭转(SOT)。周围性传导通路主要涉及外周椭圆囊、迷路、前庭神经,受损主要表现为同侧 OTR,中枢性传导通路起自前庭神经核,在脑桥经内侧纵束交叉至对侧中脑上端的 Cajal 间质核,脑桥下部和延髓在交叉之前,受损出现同侧 OTR,丘脑受损出现对侧 OTR,主要是由于损伤了邻近相连的中脑上端 Cajal 间质核。前庭皮质中枢是多种前庭感觉的整合中枢,一侧前庭皮质受损可出现对侧主观垂直视觉偏斜,但可不伴有头偏斜和眼偏斜。

(3)各种眼震形式(表 7-1)。自发性眼震(SN):在诊断中枢性眩晕时具有很高的特异性,但常需与周围性眩晕进行鉴别。

周围性:多由于内耳或前庭神经受损,导致两侧周围性静息电位张力不平衡,从而出现快相向健侧的眼震。眼震特点:a. 可被固视抑制,暗室或 Frezen 镜下眼震更明显;b. 多为水平眼震,向快相侧凝视时眼震增强,向慢相侧凝视时眼震减弱(Alexanders 定律);c. 眼震强度随着时间的推移而逐渐减弱,一般会伴有 HIT 阳性。

表 7-1　孤立性中枢性眩晕的眼动、眼震表现

	前庭神经核	舌下前置核 (NPH)	绒球小叶	扁桃体	小结叶	小脑下脚
自发眼震	对侧,强	同侧,弱	同侧,强	同侧,弱	PAN,或同侧	同侧,弱

	前庭神经核	舌下前置核（NPH）	绒球小叶	扁桃体	小结叶	小脑下脚
凝视眼震	强,对侧	强,同侧	弱,同侧	强,同侧	没有	没有
下跳眼震	—	—	—	—	—	—
反跳眼震	—	—	—	有	—	—
眼偏斜反应	同侧	对侧	对侧—	对侧	对侧	
身体侧步	同侧	对侧		—对侧	同侧	
SVV偏斜	同侧	对侧	对侧	对侧	对侧	对侧
跟踪VOR增益	同侧受损	同侧受损	叠加在自发眼震	同侧明显受损	正常	同侧受损
双温试验	同侧	正常	正常	正常	正常	正常
转椅试验	正常	—	增加	轻微减少	倾斜抑制消失	—
床边HIT	同侧受损	正常	同侧受损	正常	正常	正常
磁线圈HIT	双侧受损	—	双侧受损	正常		
扫视	正常	正常	正常	正常	正常	正常

中枢性：多由于中枢前庭结构（小脑和脑干）受损导致两侧张力不平衡。中枢性自发眼震表现多种多样,若出现垂直眼震则高度提示中枢受损,通常很难被固视抑制。最常见的是下跳眼震,多见于小脑绒球双侧受损,也可见于延髓中线旁受损。上跳性眼震较下跳性眼震少见,一般见于中脑或延髓中线旁受损,如脑干缺血或肿瘤、多发硬化、Wernicke脑病等。

诱发眼震：位置性眼震。位置性眼震是由于头位改变时出现的眼震。变位试验（如Dix-Hallpike和Roll试验）和静态位置试验可诱发出相应的眼震,如良性阵发性位置性眩晕（BPPV）和中枢性位置性眩晕（详见"鉴别诊断"）。凝视眼震（GEN）。脑干舌下前置核和前庭内侧核是眼球水平方向的整合中枢,Cajal间质核是眼球垂直方向的整合中枢,GEN高度提示中枢受损,主要是由于小脑和脑干神经整合中枢的功能障碍所致。眼球无力固定在凝视眼位上,眼球不断漂移回原位（慢相）,又不断再向凝视眼位固视（快相）。小脑绒球小结叶是关于眼球运动整合主要中枢。若出现单向凝视眼震,应与周围性眼震进行鉴别。摇头眼震（HSN）。HSN可见于周围前庭疾病和中枢前庭疾病。研究发现,在周围前庭疾病中,急性期HSN朝向健侧,随着疾病的恢复,后期HSN可朝向患侧。中枢性HSN与中枢速度储存机制受损有关,中枢性HSN形式多样,摇头后可出现垂直眼震或扭转性眼震（错位HSN）,或轻微摇头出现强烈眼震。

（4）各种眼动检查。①平滑跟踪（SP）。SP异常大多是中枢受损引起,但也易受注意力和药物的影响。病变累及顶叶、枕叶、额叶皮质视觉跟踪中枢,皮质下的小脑、脑桥核,运动前核团以及眼球运动核团都会出现跟踪异常。②扫视。水平扫视中枢位于脑桥,垂直扫视中枢位于中脑,脑干受损时一般会出现慢扫视。小脑及其联系纤维受损时,患者会出现辨距不良（过冲或欠冲),小脑蚓部受损易出现欠冲,小脑顶核受损易出现过冲。皮质病变、脑干病变及小脑眼动区域受损,患者会出现过多扫视性的眼动,可能与大脑皮质及脑干受损累及终止细胞,不能使其兴奋有关,小脑受损引起的扫视异常可能与小脑对眼动区的失抑制有关。③视动眼震(OKN)。视动眼震双侧不对称提示单侧皮质或脑桥损伤,垂直视动比水平视动异常更明显提示中脑损伤引起核上性垂直麻痹,跟踪反跳提示先天性眼震。

(5)头脉冲试验(HIT)。HIT 是高频检测周围前庭眼反射(VOR)的方法,头快速向一侧转动时,若出现矫正性扫视,提示同侧周围前庭受损,一般中枢前庭结构受损不会出现 HIT 阳性。研究发现,前庭神经核、小脑小舌叶受损可出现 HIT 阳性,所以若出现 HIT,不能排除中枢前庭受损可能。

(6)姿势步态检查。姿势步态检查主要包括 Romberg 试验和原地踏步试验。Romberg 试验:若试验中患者睁眼、闭眼都不稳,提示小脑功能受损;必要时应行 Romberg 加强试验。双侧前庭功能受损易出现左右摇摆不定;原地踏步试验是评价前庭 * 脊髓通路(VSR)的检查。研究表明,周围前庭功能受损,急性期患者可出现向患侧偏斜,亦可出现向健侧偏斜,推测可能与中枢代偿机制有关。原地踏步试验主观性较强,存在一定的假阳性率,临床中需结合其他前庭检查综合判断。

(7)HINTS 床边检查法。HINTS 检查包括 3 个部分,即 HIT 检查、自发性眼震、眼偏斜。国外研究表明,能够快速区分 AVS 中的中枢性 AVS 和周围性 AVS。Kattah 等研究发现,HINTS 检查区分卒中的敏感性为 100%,特异性为 96%。Chen 等研究也表明,HIT 阴性、中枢类型眼震、眼偏斜或垂直平滑跟踪异常任何一项阳性提示中枢 AVS,区分卒中的敏感性为 100%,特异性为 90%。虽然这些研究结果数据令人惊喜,但在实际操作中仍有困惑。比如,HIT 方法用来进行区别中枢和外周受损的诊断研究意义可能并不大。

眩晕患者,包括眼静态、眼震、眼动、头动及姿势步态等床旁检查是神经科及耳科眩晕查体的进一步延伸。眩晕规范化查体的熟练掌握,将有助于医师更为准确地进行定位诊断,识别恶性眩晕,尤其是 IV 定位诊断时,需要不断地去寻找支持中枢还是外周受损的证据,应该从中枢、外周都可以出现的体征,如 OTR、自发眼震、位置试验及摇头试验等进行初筛查体入手,之后再进一步获取较为特异性的中枢、外周查体证据,比如 HIT、原地踏步及温度试验的异常常提示外周受损;扫视、平滑跟踪及固视抑制的失败则提示中枢受损。床边检查高度怀疑中枢性眩晕者,需进一步行颅脑 MRI 等检查及早确诊。

(三)鉴别诊断

1. 单侧前庭病变(UVL)

UVL 一般不会出现听力障碍及中枢神经系统受损症状和体征。患者突发眩晕,伴有恶心、呕吐,症状持续数天或数周后缓解。患者常伴有水平扭转自发眼震,眼震方向是单向的,朝向健侧,能够被固视抑制,在凝视快相时眼震幅度增大。冷热试验显示受损侧前庭功能减低。此外,由于血栓形成堵塞 AICA 引起的迷路梗死,可出现眩晕、眼震、听力下降及单侧前庭功能减低的不同组合,仅有前庭支受损时,患者只表现为眩晕、眼震。需与中枢性 IV 进行鉴别。

2. BPPV

BPPV 是最常见的发作性周围性眩晕疾病,变位试验(Dix-Hallpike 或 Rollmaneuver)可诱发出眩晕及特定的眼震,一般持续数秒至 1min,根据变位试验及眼震的形式可判定受累半规管,复位后一般眩晕及眼震消失。

3. 中枢性阵发性位置性眩晕(CPPV)

CPPV 常见于前庭神经核和小脑尾部受损,头位改变可诱发眩晕及眼震,眼震方向与受刺激的半规管平面无关,眼震多持续存在,症状可持续数小时至数年,可伴有剧烈呕吐,但却大多只有轻微恶心。怀疑中枢性位置性眼震时应进行鉴别。

4. 前庭性偏头痛(VM)

VM 是一种反复发作性疾病,发作期有偏头痛及自发性或位置性眩晕,持续数分钟至数天,发作间期基本正常。当患者仅表现为 IV 时很难与血管源性中枢性眩晕鉴别。

总之,眩晕是后循环缺血最常见的症状。中枢性 IV 的诊断目前仍有挑战。IV 有时并不"孤立"。临床实践中,临床医师很容易忽视一些"隐匿体征",如轻度听力受损、高级皮质、精神行为、视野等方面的检查。而且,有时候有些神经系统受损的症状和体征会在 MRI DWI 上延迟出现或不典型。因此,详细的病史问诊,基于 VOR、VSR 受损的查体及及时的眼动、眼震评价及头颅影像学检查或随访观察,是非常重要的。

IV 的筛查方法:①仔细进行神经科查体,寻找中枢受损的证据,尤其注意患者主诉的"隐匿区"的检查,如高级皮质智能、精神、视野及共济运动等方面查体。②眼部的眼静态、眼震及眼动检查,如 OTR、自发眼震、位置试验及摇头试验,注意出现凝视眼震、单侧眼震、垂直眼震、摇头后错位眼震、眼动异常(扫视、平滑跟踪、视眼动异常)及固视抑制失败时,则高度提示中枢受损可能性极大。③如果头晕/眩晕自发发作、持续不缓解,既往有多重动脉硬化危险因素/TIA/脑卒中病史,而 HIT、Fukuda 及温度试验等检查为阴性结果时,则应及时进行头颅磁共振检查。④仍不能明确病因诊断的 IV 患者,可以进行动态随访诊断,当患者具有以下特征时,需要考虑进行急性脑部 MRI 扫描:a. 年龄较大,尤其伴有多重血管危险因素,表现为自发、孤立性持续性的眩晕患者;b. 任何自发、孤立性、持续性眩晕伴有变向凝视眼震或严重的姿势不稳;c. 急性突发眩晕伴有突发头痛,尤其是枕部头痛;d. 既往不存在梅尼埃病史,伴有脑血管危险因素且急性突发眩晕伴听力丧失者。头颅 MRI 弥散加权是诊断中枢性 AVS 的金标准。但 MRI 在 24h 诊断的敏感性是 80%,所以,结合床边查体,必要时动态观察 MRI。

第八章　外伤性眩晕

外伤性眩晕系指外力作用于颅脑、前庭中枢及外周器官或颈部所引起的前庭功能紊乱。外伤性眩晕可分为周围性、中枢性和颈性三型,也可并存为混合型。Luxon(1987)提出创伤后前庭综合征主要分为前庭衰竭及良性阵发性位置性眩晕两种。据统计,有 25%～90%颅脑外伤(包括闭合性损伤、颅内出血、血肿形成、脑挫伤、脑水肿、颞骨骨折等)患者伤后可立即或稍后出现眩晕及平衡障碍等前庭神经系统受损症状。头部击伤甚至很轻的击伤都可能造成对前庭、听觉系统及颈部的损害。高速运动时由后部撞击致颈部剧烈弯曲的挥鞭样损伤可引起脑干损伤、大脑挫伤、脑神经牵拉伤及颈部软组织伤,又称颈椎过度屈伸损伤。致眩晕的损伤种类较多,主要有器械伤、撞击伤、压力伤、爆炸伤、颈外伤、耳手术伤等。由于外伤原因、损伤部位与损伤程度的不同,临床上可有不同的表现。近年来,随着影像学、听功能及前庭功能检测手段的不断提高,对不同原因、不同部位损伤所致的眩晕,可能给予明确的诊断和合理的治疗。Ernst(2005)总结 2000～2002 年所遇头、颈及颅颈连接钝挫伤 66 例,包括迷路震荡 18 例、颈源性眩晕 16 例、迟发性膜迷路积水 12 例、管结石症 9 例、圆窗膜破裂 6 例及继发耳石病变 5 例,诊断明确后采用药物、手术及前庭习服疗法,随访 1 年,眩晕症状大多消失。

第一节　脑外伤后综合征

脑外伤后综合征(PTS),又称为脑震荡后综合征(PCS)、脑震荡后遗症、脑损伤后神经症,目前多采用脑外伤后综合征,是指脑震荡或轻度脑挫裂伤后数月至数年,仍遗留头痛、头晕、记忆减退、失眠、头颈部不适及情绪改变等一系列自觉症状,但缺乏明显器质性神经功能损害征象,其发生率约 10%。

一、病因

伤后短期内出现症状者,可能在脑的轻度器质性病变的基础上加上精神因素而产生。外伤时可由于脑震荡引起自主神经功能失调,导致脑血管运动功能和血脑屏障的紊乱。轻度脑挫伤者可发生脑水肿、点状出血和小软化灶,致脑实质发生变性,由此引起脑皮质功能减弱和皮质与皮质下功能失调,出现一系列神经系统症状。三叉神经、听觉及中潜伏期诱发电位均可见潜伏期明显延长,表明有弥漫性轴突损伤。轻度的器质性病变加上伤者的精神负担,影响伤者的康复。

二、临床表现

1. 病史和症状

有明确头部闭合性损伤脑震荡史。3 个月以上仍出现下述 4 种或 4 种以上症状,如头痛、头晕(体位性、摆动感、失平衡)、记忆力减退、注意力不集中、失眠、头颈部不适及易怒、焦虑等情绪改变和症状,而神经系统检查无明显阳性体征,可予诊断。Soustiel(1995)对 40 例轻度头部外伤进行分析,提出对以下 6 种症状进行评分:难以恢复原来的专业活动、头痛、头晕或眩晕、记忆紊乱、行为和精神障碍及其他神经系统症状,如出现 4 种以上症状,则可做出诊断。

2. 辅助检查

对患者应详细检查,以明确有无脑部器质性病变,如慢性硬膜下血肿等。CT 及 MRI 脑扫描多在正常范围或脑室轻度扩大。脑电图检查正常或轻、中度异常。必要时行腰椎穿刺,脑脊液压力属正常或有时偏低。

3. 前庭功能检查

少数病例眼震电图(ENG)可出现位置性眼震或诱发性眼震,幅度两侧不对称、时程不相等。前庭诱发肌源性电位(VEMP)部分出现振幅低或引不出。

4. 诱发电位检查

脑干听觉诱发电位(ABR)、脑干三叉神经诱发电位(BTEP)及中潜伏期诱发电位(MLAEP)检查均显示潜伏期延长。MLAEP 检测结果与外伤后 3 个月患者的状态特别是精神认知方面的症状相关。

此类患者常涉及法律诉讼,而很多症状缺乏客观评价标准,因而增加了确诊的难度。

三、治疗

1. 对症治疗

对有头痛、头晕、失眠等症状适当地用镇静、镇痛药和抗眩晕药。必要时予抗抑郁药物,如苯二氮䓬类药、三环类抗抑郁药、单胺氧化酶抑制药、5-羟色胺再摄取抑制药等。

2. 辅助治疗

神经营养药、活血化瘀类中药治疗。

3. 认知重建

认知症状包括注意力不能集中、记忆力差、操作能力下降等。训练患者在真实的生活场景中实施认知疗法项目,包括心理咨询、专业人员的支持、适应性训练等。

4. 心理治疗

向患者解释说明头部创伤的影响,消除顾虑,并使患者相信出现的症状是自然恢复过程中的一部分,症状有了减轻就鼓励患者逐渐恢复工作。

第二节 迷路震荡

迷路震荡为内耳受到暴力冲击或强烈的振动波冲击所致。颅脑闭合性损伤中约有 1/4 患者可致迷路震荡,多合并脑震荡。常发生于头部在固定位置受外力打击的情况下,其损伤程度与受伤部位及外力强度有关。

一、发病机制

外力形成的压力波经颅底影响颅内可活动的结构,听骨由于惯性作用使镫骨底板产生过度活动,再作用于外淋巴液,然后通过基底膜或前庭膜传入内淋巴液,使内淋巴液剧烈震动,在解剖上耳蜗和前庭的液体互相沟通,因而可出现内耳结构充血、出血或水肿及蜗器、前庭器的损伤。球囊因离镫骨足板近,故损伤多见且严重,而椭圆囊和壶腹可正常,部分球囊壁塌陷,耳石膜损伤,耳石脱落或结构离断、变性等,致前庭功能障碍。耳蜗第一、二转蜗器的毛细胞脱落、破裂或消失,基膜剥离严重者蜗器可整个消失,耳蜗神经纤维变性,致出现耳聋、耳鸣。

二、临床表现

1. 临床症状

症状与颅脑外伤累及部位及范围密切相关。除颅脑外伤症状外,可出现程度不等的头痛、耳聋、耳鸣、头晕、眩晕、平衡失调,头迅速活动及头位迅速改变时出现位置性眩晕。上述征象常被颅脑外伤的临床表现所掩盖而被忽视。症状持续数天,1 周后逐渐减退,但可遗留位置性眩晕,持续数周、数月至数年。Meran 报道 76% 头部外伤成年患者 6 个月后仍有主观前庭紊乱症状。儿童因代偿快,仅 2% 有眩晕症状。在爆震性损伤中,一般耳蜗受损较重而前庭较轻。在治疗恢复中,听力恢复较前庭功能恢复快,但最终前庭症状恢复好于耳蜗。

2. 检查

可见位置性水平型或水平旋转型眼震,部分前庭功能减退。耳聋多为感音神经性聋,亦有呈混合性聋者。有报道,头部外伤后约 46% 的患者出现自发性或位置性眼震,18% 患者伤后 2～8 年内仍有上述征象

三、诊断

有明确外伤史,外伤后出现前庭及耳蜗症状,眼震电图检查有位置性眼震,少数可出现半规管麻痹,前庭诱发肌源性电位振幅减低或引不出,诊断即可确立。

四、治疗

1. 急性损伤可按颅脑外伤脑震荡治疗。绝对卧床休息,降低颅内压,给予镇静药物,如地西泮(安定)10mg,肌内注射或 2.5～5mg 口服;盐酸异丙嗪 25mg,肌内注射或口服。待病情稳定后再行前庭及听功能检查,以确定其损伤部位及程度。

2. 眩晕严重者,可适当给予抗眩晕药,如氟桂利嗪(西比灵)10～45mg,每天 1 次;盐酸倍他司汀 8～16mg,2～3/d;地芬尼多(眩晕停)25mg,每天 3 次等。有学者认为前庭抑制药长期使用有碍前庭功能代偿。

3. 予改善内耳微循环、营养神经、促进能量代谢药物。如丹参、川芎嗪、银杏叶制剂等。

4. 加强平衡训练,进行前庭习服疗法,以增加对眩晕的耐受能力。

第三节 外伤性前庭衰竭

一、病因

颞骨骨折,尤其是颞骨横行骨折致内耳破坏性损害。一般是颅脑外伤的一部分,常合并全身复合伤。多由车祸、撞击颞枕部、坠落等所致。颞骨骨折者 80% 发生在颅底骨折,占颅骨骨

折 15%～48%。

颞骨骨折根据骨折线与岩部长轴的关系分为以下 3 型。

1. 纵行骨折

约占 80%。骨折线与颞骨岩部的长轴平行,多由颞骨或顶骨受打击所致。骨折常起自颞骨鳞部,通过外耳道后上壁、鼓室顶部,沿颈动脉管于迷路前面,至颅中窝底的棘孔或破裂孔附近。因骨折线多从骨迷路前方或外侧穿过,故较少损害前庭及耳蜗。主要损害中耳,致外耳道及鼓膜破裂出血,听骨损坏或鼓室内出血,引起传导性聋,鼓室骨折如果累及面神经骨管,可发生面神经麻痹,约占 20%,其损伤部位多在近膝状神经节骨管处,骨折线由外耳道延伸至乳突部者不常见,此种骨折可损伤面神经的鼓室段及垂直段。

2. 横行骨折

约占 20%,但对内耳危害较重。骨折线与颞骨岩部长轴垂直,多由于枕部受外力损伤或头颅压缩性损伤引起。骨折线常起自颅后窝的枕骨大孔,横过岩锥到颅中窝;或走行至颈静脉孔和舌下神经管之间,或经内耳道及骨迷路止于颅中窝的棘孔或破裂孔附近。因其骨折线可通过内耳道或骨迷路外侧壁,主要侵犯迷路,可导致前庭及耳蜗结构出血、血肿、水肿,内耳毛细胞及神经末梢结构撕裂,以及面神经受累,表现为剧烈眩晕和眼球震颤,严重的感音神经性聋,约 5% 患者出现面神经麻痹。迷路外侧壁损伤者,可引起前庭窗或蜗窗破裂,镫骨脱位或骨折,有时可出现脑脊液耳漏。

3. 混合型骨折

少见而严重。头颅受挤压引起多发性颅骨骨折者,骨折线呈多向性,包括纵行及横行线,使外耳、中耳和内耳均受损伤,出现中耳及内耳症状。

二、临床表现

伴严重脑外伤者急性期可有不同程度颅脑挫伤、脑水肿和脑出血等神经症状,如昏迷、休克等。外伤后可出现耳出血及鼓膜破裂或鼓室积血。偶有脑脊液与血液混合液流出。横行骨折易致迷路或内耳道损伤而发生剧烈的旋转性眩晕,伴恶心、呕吐,严重的听力损失、耳鸣,且向患侧倾倒。眼震方向向着健侧,当患耳朝下活动时症状及体征加剧,3～4d 后症状及体征逐渐减轻,6～12 周症状消失。患侧前庭功能明显减退或丧失。常为重度感音神经性聋,无重振现象。骨折缝如累及面神经骨管可伴面神经麻痹。

三、诊断

头颅外伤史。外伤后有耳出血、严重眩晕、耳聋、面瘫等症状。外耳道、鼓膜可有损伤,或鼓室内积血致鼓膜呈蓝色;前庭功能减退或丧失。多伴重度感音神经性聋。颞骨 X 线摄片或 CT 检查可见颞骨骨折。

四、治疗

同迷路震荡。

第四节　外伤性外淋巴瘘

外淋巴瘘(PLF)指由于外伤及其他各种原因引起外淋巴和中耳腔之间的骨质破损,或膜性组织和(或)韧带破裂,致使内耳外淋巴液经过不正常通道流入中耳腔,出现急性感音神经性聋、耳鸣、眩晕、平衡障碍等症状。其中圆窗膜和(或)环状韧带撕裂者,又称迷路(内耳)窗膜破裂。在迷路窗膜破裂中,前庭窗膜(环状韧带)破裂者较圆窗膜破裂者多。Fee 等于 1968 年首次描述创伤性外淋巴瘘。头部外伤占外淋巴瘘病因的 25%～36%,其中很多轻微头部外伤可引起外淋巴瘘。因此,一些学者建议在此情况下应称为"震荡后综合征"。

一、病因

1. 创伤性

(1)头部外伤:如颞骨骨折、耳部创伤、钝性耳外伤、气压外伤、噪声及爆炸伤等。

(2)手术外伤:镫骨手术或鼓室成形术、耳蜗植入术等术中直接损伤。Bouccara 分析 469 例耳蜗植入术后患者,其中 16%成人、3%儿童术后出现头晕,其中有些病例并发外淋巴瘘及迟发性膜迷路积水。

2. 非创伤性

(1)特发性:多与耳囊的先天性解剖薄弱因素有关,如迷路窗缘存在先天裂隙时,头部或耳部的轻微损伤可导致迷路窗缘微型瘘。或当用力擤鼻、大便、剧咳、从事需用力屏气的重体力劳动,如抬举重物时,由于中耳或蛛网膜下隙(脑脊液)压力的急剧变化,而引起的迷路窗膜破裂。

(2)先天性解剖异常:内耳发育不良,或存在解剖缺陷和畸形,如蜗水管异常宽大,管腔内缺乏脉络样纤维组织,一般蜗水管内口直径为 0.02mm,外口直径为 2～3mm,当口径过宽,脑脊液压力突然升高时,压力较易传递至鼓阶,可造成窗膜破裂。

二、发病机制

Goodhill 提出特发性迷路窗膜破裂可有"向内爆破"和"向外爆破"两种传导途径。"向内爆破"为当外来压力经鼓膜及咽鼓管传至鼓室,直接经圆窗或镫骨底板压向内耳所致。如喷嚏、擤鼻、咽鼓管吹张时用力过猛、吹奏乐器,或因外界环境压力迅速升高,如飞行、潜水、高压舱、爆炸、枪伤等,使中耳内陡升的气压冲破圆窗膜或环状韧带,形成外淋巴瘘。"向外爆破"为当脑脊液压力突然增高,向外经蜗水管或内听道血管神经周围间隙传导至内耳外淋巴,经圆窗或卵圆窗外向性爆裂。如用力排便、托举重物、剧烈咳嗽、呕吐、大声用力哭笑等。此外,蜗水管过宽的解剖变异,亦是引起迷路窗膜破裂的另一诱因。

外淋巴瘘引起感音神经性聋的机制,过去曾有不少研究。动物实验中发现,用细针穿刺圆窗膜后,并不出现外淋巴液外流及基膜运动受干扰的现象。切开圆窗膜后,开始有外淋巴液外流,切口位于中央者,尚可见气泡进入鼓阶,30～90min 后,仅有部分动物的耳蜗复合动作电位(CAP)反应阈升高,电镜下可见膜迷路水肿,3～8d 后窗膜自愈。切开圆窗膜后再将外淋巴吸出,此时的电反应测听显示,动物听力明显下降,而内淋巴电位(EP)大多不变。如同时穿刺圆窗膜和前庭膜,CAP 不再能引出,基于这种实验现象,又提出了"双膜破裂"即圆窗膜和(或)环状韧带与前庭膜同时破裂的学说。根据各家动物实验结果,本病引起感音神经性聋和眩晕的机制可分为:①外淋巴液流失,空气逸入外淋巴系,使内淋巴液的流动受到干扰,影响对声波的传导,并对耳石器和壶腹嵴顶产生异常刺激;②继发性膜迷路水肿,螺旋器退变;③窗膜破裂同时并发前庭膜或盖膜破裂后,内、外淋巴液混合引起的细胞钾中毒;④浆液性或浆液—纤维素性迷路炎。

三、临床表现

1. 外伤史

多数患者有头部或耳部外伤史、中耳手术史,或托举重物、剧咳、用力擤鼻、用力排便等使中耳或颅内压力突然升高的病史。

2. 平衡障碍

多有突发性眩晕,伴恶心、呕吐、出冷汗等自主神经症状,卧床数日后眩晕逐渐减轻,但仍有平衡失调,不稳感,运动耐受不良。多数患者有位置性眼震,在瘘管修复前,此症状呈持续性。有些患者在视觉易受干扰或听到强声环境中,如在商场症状会加重,即有头晕、恶心感,有的甚至对此出现恐慌和广场恐怖,检查时可发现自发性眼震。

3. 听功能表现

有程度不等听力下降,伴耳鸣,典型的为突发性感音神经性聋,重者可为全聋,或进行性严重感音神经性聋。病变大多累及一耳。并发于手术者,多为术后出现波动性聋,听力损失一般不重,如瘘管不能修复,则耳聋逐渐加重。

4. 鼓膜检查

多呈正常鼓膜像。头部外伤者,鼓膜可能有穿孔。

5. 眼震电图检查

可发现一侧前庭功能有不同程度减退或 Hallpike 位置试验阳性。

6. 瘘管试验(Hennebert 征)

30%～50%的患者呈阳性,少数病例用手指挖耳或接触外耳道口时,即可诱发眩晕。

7. Tullio 试验

可为阳性,即用高强度的低频声刺激患耳时,可引起眩晕、恶心、呕吐,以及头位移动和眼震等。

8. Romberg 试验

几乎均呈阳性,并倒向外淋巴瘘侧。

9. 耳蜗电图

约 50%的患者的－SP/AP 比值＞30%,可轻度升高。

10. 畸变产物耳声发射(DPOAE)

有实验发现豚鼠形成外淋巴瘘后 DPOAE 幅值明显下降,愈合后又上升,提示 DPOAE 可作为外淋巴瘘辅助诊断的手段之一。

11. 甘油试验

可呈阳性。

12. 影像学检查

高分辨率 CT 可显示先天性耳囊畸形、骨折、瘘管,甚至迷路内气体存在。

四、诊断

由于外淋巴瘘产生的症状复杂,目前尚无诊断试验提供确切的诊断依据,因此,病史仍然是本病诊断的主要依据。凡婴幼儿、青少年出现突发性、波动性、进行性感音神经性聋或眩晕,自发性脑脊液耳漏及复发性脑膜炎者,应想到先天性外淋巴瘘的可能。除头部及耳部外伤史、气压创伤史、手术损伤史、体力劳动或举重力史外,临床上遇有下列情况者,应疑及本病。①不明原因的突发性聋,伴眩晕,经治疗后眩晕不减轻,或虽有减轻,但仍有平衡失调、位置性眩晕及眼震。如发病前又有鼓室压或颅内压骤升史者,更应高度疑及本病。②颅脑外伤后眩晕长期不愈,感音神经性聋逐渐加重者。③鼓室成形术、镫骨手术后出现眩晕、波动性感音神经性聋。④瘘管试验阳性。

下列进一步检查有助于诊断。

(1)鼓室耳窥镜检查:全麻或局麻下,在鼓膜紧张部做一辐射状切口,用 0°或 30° 1.9mm Hopkins 耳窥镜插入中耳观察两窗有无瘘孔及陈旧纤维等病变。

(2)核素扫描:经腰穿注入核素,从迷路窗取液送检测。

(3)β_2-转铁蛋白:腰穿注药,迷路窗取液,阳性者,有较高诊断价值。

(4)MRI 强化成像:可显示迷路囊骨发育异常或损伤、外淋巴瘘瘘管。增强 MRI 可发现圆窗外淋巴瘘后内耳出血。核素钆增强 MRI 可显示外淋巴瘘后由于创伤性炎症使耳蜗基底转层面增强。

(5)鼓室探查:可确诊外淋巴瘘。

本病应与特发性突聋、梅尼埃病、听神经瘤及脑桥小脑角其他占位性病变等鉴别。

五、治疗

1. 非手术治疗

(1)卧位休息:头部抬高 30°～40°,5d 后如症状减轻,则继续头位抬高卧床至 3 周。

(2)避免诱发因素:禁止用力擤鼻、咳嗽、用力排便、重体力活动等增加颅内压及鼓室压的活动,对便秘者可给予缓泻药。

(3)对症治疗:给予前庭抑制药,如地芬尼多(眩晕停)、异丙嗪(非那根)、地西泮(安定)、氟桂利嗪(西比灵)、倍他司汀(敏使朗)等。亦可用血管扩张药、激素和能量合剂静脉滴注。

2. 手术探查

镫骨手术及其他耳神经手术后疑有外淋巴瘘者,应立即行手术探查及修补术。外伤性鼓膜穿孔及听骨链损伤,若出现外淋巴溢出,观察 2～3 周不愈,可一次性同期行鼓室成形术及外淋巴瘘修补术。外淋巴瘘经非手术治疗,听力无增进或继续下降者,应早期行鼓室探查及修补瘘孔。

(1)手术方法。成人一般用局麻,手术不合作者或儿童采用全麻。患者仰卧位,头转向对侧,术耳朝上,对侧耳枕在枕头圈上。

经耳道鼓室探查术,取耳道内切口,磨去少许外耳道后壁骨质后,磨去圆窗龛,暴露圆窗和前庭窗,在 16～25 倍手术显微镜下,仔细观察窗膜处有无清亮液体外溢,必要时可压迫同侧颈内静脉,或嘱患者做捏鼻鼓气动作等,以显示瘘管部位。用微小刮匙搔刮瘘孔周围黏骨膜,用自体(中胚层组织)颞肌筋膜、耳屏软骨膜或乳突骨膜修补瘘孔。如有镫骨足板骨折,可先做足板切除术,然后再修补前庭窗,并重建听骨链。

(2)术中注意事项。

术中避免损伤鼓室黏膜,彻底止血,以免将组织液误认为外淋巴液。

探查圆窗膜前,应先磨去圆窗龛,在 16～25 倍手术显微镜下察看圆窗膜。圆窗膜的位置与颅底基本平行。注意勿将圆窗龛黏膜皱褶误认为圆窗膜。

准确找到瘘孔并进行切实修补:用 16～25 倍手术显微镜仔细观察,时间不少于 6～10min;有瘘管可疑时,可触动镫骨、颈静脉加压、擤鼻鼓气、头部放低等方式,促使瘘管显现;瘘管周围黏膜必须充分搔刮,使形成可靠的移植床;用中胚层组织(如颞肌筋膜、软骨膜)修补,不宜用脂肪组织;用强化法不能显示瘘管,而临床表现典型者,可用中胚层组织填塞两窗。

(3)术后处理。

用广谱抗生素 7～10d 预防感染,应用镇静药。

卧床休息 7～11d,头部抬高 30°。

术后 3 个月限制体力劳动,禁止用力擤鼻、咳嗽、打喷嚏,避免坐飞机、登山及潜水。

(4)手术并发症:可发生听力减退,甚至全聋,面瘫,感染。

(5)手术效果:术中能够确诊瘘管部位并切实修补瘘孔者,效果良好,眩晕可迅速减轻乃至消失,除少数患者外,听力大多不能恢复,仅能防止进一步恶化。卢永德等(1993)行外淋巴瘘修补术 16 例,其中 4 例两窗同时填塞,眩晕均消除,5 例听力提高,4 例耳鸣消失。若可靠修补迷路窗瘘孔后,效果仍不理想,应考虑同时存在迷路内膜破裂的可能性。

第五节　爆震性前庭损伤

强烈爆震形成的冲击波及强噪声(统称压力波)不仅损伤听器,还可损害前庭末梢器官。在战伤中,中耳和内耳伤的发生率约占全部耳鼻咽喉伤的 57.3%,炮兵尤为突出。损伤程度与火炮种类、口径、发射频度,阵地环境,爆震源距离、方向及炮手位置、年龄和个体差异有关。王尔贵等(2001)对参加实战炮手前庭损伤的调查,发现 435 名炮手早期头晕的发生率为 15.6%,其中大口径炮手的发生率为 20.1%,小口径炮手的发生率为 7.7%,大口径炮手发射炮弹数明显少于小口径炮手,而头晕发生率却明显高于小口径炮手,表明压力波的强度是引起头晕的主要因素。

一、病因及发病机制

枪炮射击、炸弹等武器及核爆炸、爆竹、烟花的爆震,开矿、采石、建筑及筑路的爆破性作业、锅炉、煤气罐、加压舱、高压锅、电视机等可爆物的爆震瞬间,形成巨大的压力波,直接作用于人耳,压力波自外耳、中耳、前庭窗或圆窗传入内耳,造成内淋巴强烈波动,在损及螺旋器的同时,可累及前庭器,引起鼓膜、听骨链损伤、迷路震荡、窗膜破裂、耳石器损伤。

二、病理

王尔贵等实验观察爆震对豚鼠前庭器的影响,将豚鼠暴露于压力峰值为 175.3dB(SPL)的压力波环境,前庭功能未发现异常,透射电镜发现爆震后 2d,后半规管壶腹嵴和球囊斑、椭圆囊斑感觉细胞有轻度机械性损伤,纤毛弯曲或融合,耳石膜移位下陷和细胞质外溢。爆震后 7d 及 14d 机械性损伤减轻,少数感觉细胞有轻度代谢性损伤,其中以线粒体和神经杯水肿,细胞质和神经杯空化及传入神经终末异常为主。其损伤特点为:①Ⅰ型感觉细胞改变重于Ⅱ型感觉细胞;②感觉细胞细胞器中的改变主要是线粒体;③壶腹嵴中央区改变重于边缘区;④神经末梢改变多出现在爆震后期,传入神经末梢改变重于传出神经末梢;⑤前庭期中以壶腹嵴改变较明显,次为球囊;⑥早期以纤毛弯曲、融合,皮板受损、耳石层下陷和细胞质外溢为主;中期上述改变基本恢复,而以线粒体改变和神经杯水肿为主;后期以胞质线粒体改变、神经杯空化及传入神经终末异常为主,除早期外,病变多局限于少数感觉细胞。因而前庭症状较轻,多为可逆性。

三、临床表现

(1)多为旋转性眩晕,轻者见于中耳损伤,为短暂可逆性,重者见于内耳损伤,可伴恶心、呕吐、平衡障碍。恢复期可出现位置性眩晕。

(2)伴有听力下降、耳鸣等听功能障碍症状。听力下降的性质与创伤部位有关,可为传导性、感音神经性或混合性聋。

(3)其他症状,如有颅脑损伤,则可出现昏迷。尚有耳痛、头痛。

(4)耳镜、听功能、前庭功能检查,以及 CT、MRI 影像学检查。可明确损伤部位及程度。

四、诊断

有明确的爆震史,爆震后出现前庭及耳蜗症状,眼震电图可出现位置性眼震,或少数出现半规管功能减退或麻痹,前庭诱发肌源性电位振幅低或不能引出。

五、治疗

(1)早期采用改善内耳微循环、扩血管药、激素、神经营养药及促进细胞代谢药物。如选用银杏叶制剂金纳多注射液、氟桂利嗪(西比灵)、山莨菪碱(654-2);右旋糖酐-40(低分子右旋糖酐)加地塞米松、ATP(三磷腺苷)或 CTP(三磷胞苷二钠)、辅酶 A;弥可保、B 族维生素;中药葛根素、丹参、川芎嗪注射液;高压氧治疗等。对前庭症状缓解恢复效果好,但对听力损害恢复效果差。

(2)后期仍有头晕、不稳症状者,可进行前庭习服疗法,加强平衡训练。

(3)对爆震性内耳损伤重在预防。

第六节 内耳减压病

减压病是由于潜水作业者暴露于高气压环境一定时间后,体液和组织中的气体溶解量大量增加,如突然脱离高气压环境,减压幅度太大、速度太快,多溶解的气体在血液和组织中呈饱和及过饱和状态,经脱饱和作用后形成的气泡释放和扩散,引起血管阻塞、挤压而造成的全身性疾病。内耳是减压病较易损伤的器官之一,减压病时释放的氮气等气泡进入耳蜗血管、内淋巴和外淋巴,引起内耳的机械损伤和组织缺氧,这种减压病引起的内耳损伤称为内耳减压病。内耳减压病以前庭减压病最为多见。随着潜水事业的发展,内耳减压病显著增多。潜水作业者发生率为1%。

一、病因

引起减压病的原因是高气压作业,如潜水、沉箱、隧道、高压氧舱、加压舱等环境下的作业,作业后如减压不当可导致减压病。一般潜入水下每下沉10m即增加一个大气压的水压,相当于施加人体17~18MPa的压力,尤其在100m以上深氦氧潜水转换,或为了克服氮麻醉作用而采用压缩混合气体(如氦—氧)呼吸装置后,也可导致耳蜗及前庭损害,以前庭型减压病最为多见。

二、发病机制

减压病的发病机制有气泡—血液界面活性学说、弥散性血管内凝血学说及多普勒超声探测气泡技术等,大多数人同意气泡栓塞学说。潜水员下潜时为加压过程,由于压力的不平衡易形成气压伤;而上浮时潜水员处于减压过程,由于外界压力的降低,溶解在组织及血液中的空气呈过饱和状态,大量气体经肺向外弥散,如减压速度过快,就可能在组织、血液或淋巴液中形成气泡。减压后形成的气体引起减压病的可能机制为:①机械性的挤压和阻塞。血管内的气泡形成气栓阻塞血流,使血管内压和通透性增高,周围组织缺血、缺氧、水肿;细胞内和组织内的气泡可挤压细胞器和组织细胞,造成细胞器的破坏和组织的损伤。②在气血界面,由于气泡的表面活性作用而形成一层薄膜,使血小板和红细胞等聚集,造成血栓及血管内凝血;这层薄膜还可妨碍气泡的溶解和排出,进一步加剧病情。

内耳动脉吻合支少、无侧支循环,一旦气栓形成,血流受阻,很易引起内耳组织的缺血、缺氧、水肿,甚至变性、坏死,且不易恢复而导致永久性损伤。此外,由于淋巴液的黏滞性小,有利于过饱和状态下气泡的形成,而淋巴液灌流速度慢又不利于气泡的排出;耳石表面的粗糙也有利于气泡的形成;内耳不仅可从自身血供获得气体,还可从圆窗和前庭窗获得气体,以及经圆窗和前庭窗的气逆扩散,使外淋巴形成饱和状态并迅速达到稳态,以及内耳毛细胞对缺氧的特别敏感等都是造成内耳减压病的因素。汪磊等(1989)曾用豚鼠进行模拟100m氦氧潜水实验,用快速减压方式发现有3只豚鼠在减压过程中出现自发性眼震(水平与垂直性)及躯体旋转、倾斜,听阈明显提高,而无圆窗膜破裂,表现为内耳减压病。

关于减压病对内耳的损害,Edmonds等(1983)认为有以下几个方面的机制:①减压过程中形成的气泡可直接损害内耳的结构;②血管内的气性、液性或血栓性栓塞形成;③由减压病的血液学效应所引起的内耳损伤性灌注,在使用氦-氧混合气体潜水时更为常见;④内、外淋巴液惰性气体浓度的不平衡产生的渗透作用,可使内、外淋巴之间的液体交换发生混乱;气泡形成后骨管内的液态压力增高可引起内耳膜破裂。

Farmer(1977)认为潜水时的内耳损伤在以下情况可能发生:①浅潜水的出水或入水过程中;②在一定深度时;③在出水过程中或出水后短时间内,或在进行有可能导致减压病的潜水的减压过程中;④与潜水有关的噪声性听力损失。一般认为,潜水越深、环境压力越大、暴露时间越长、次数越多、减压幅度越大、速度越快,发病也就越快、越重。

三、病理

1. 中耳

因咽鼓管功能障碍不能自动调节鼓室内气压,潜水后上升水面产生相对高压状态,而引起内爆性损伤,如听骨移位、窗膜破裂、单纯镫骨移位等,可引起眩晕。Lundgren(1974)报道潜水上升或下降致气压改变性眩晕发生率为17%,如重新返回到原来水深,症状即可消失。

2. 耳蜗

由于内耳的缺血、缺氧,可有 Corti 器毛细胞损伤或消失,仅残留立方上皮,前庭阶、鼓阶及螺旋韧带出血、水肿。

3. 前庭

病损主要位于外淋巴间隙及前庭感觉神经上皮下的软组织。汪磊等(1988)所做的动物模拟潜水实验,发现半规管外淋巴间隙可有蛋白渗出、纤维化及骨化,壶腹嵴有出血。

四、临床表现

1. 潜水员在减压时或潜水后短时期内,尤其在气体转换后可出现眩晕、恶心、呕吐、站立不稳、倾倒感等平衡与协调运动障碍,以及耳鸣、耳闭塞感、听力减退,重者全聋。

2. 患者可能伴有全身多系统的急性减压病的临床表现,如较常见典型的皮肤、关节、肌腱、韧带和骨膜等处的损害,其他如脊髓、大脑受累时引起的呼吸系统、循环系统、消化系统症状及视觉系统受累引起的视觉功能障碍等。慢性减压病则表现为四肢关节酸痛、疼痛、感觉异常和减压性骨坏死等。

3. 检查:眼震电图可记录到自发性眼震,多为水平性,有时出现垂直性眼震。静态平台试验可观察平衡协调状态。Romberg 试验,患者多向一侧倾倒。纯音听阈测试常有感音神经性聋,全频下降或高频下降。并行重振试验、声导抗测听、听觉脑干反应测听、耳声发射等,有助于了解损伤部位。

五、诊断

减压病的诊断主要根据高气压作业史及作业后出现上述症状。诊断时应对潜水者的过程进行评价,包括潜水深度、沉底时间、既往潜水次数,以及其他因素,如锻炼、寒冷、年龄、肥胖、脱水、饮酒、外伤等都可影响组织的灌流、血流分布和水合作用。除进行前庭功能及听功能检查外,对于大血管内的气泡可通过听诊、多普勒气泡监测仪等检查观察。如疑有骨坏死,则应进行 X 线、CT、MRI 等检查。

六、鉴别诊断

应注意与中耳、内耳气压伤相鉴别,气压伤和减压病的发病机制不同,内耳气压伤由于咽鼓管功能不良,为平衡中耳压力,潜水员捏鼻鼓气用力过大,而造成圆窗膜破裂或镫骨底板脱位,也可出现眩晕、耳鸣、听力减退症状,如出现耳痛,多为中耳气压伤。听力检查,如为中耳气压伤,常为低频下降,而内耳减压气压伤可出现高频听力减退,故应根据症状发生在加压期或减压期来判断(表8-1)。

表 8-1　内耳气压伤与内耳减压病的鉴别

内耳气压伤	内耳减压病
多出现在加压过程,有咽鼓管吹张或中耳受压史	咽鼓管通畅,在减压过程中出现
不具备等压气体逆扩张的条件	具备等压气体逆扩张的条件
前庭窗、圆窗损伤或破裂,镫骨环韧带损伤或移位	前庭窗、圆窗完好,镫骨环韧带完好
内淋巴液有血液,外淋巴液入中耳	内淋巴或内耳血管内有气泡
加压治疗可能会加重症状	加压治疗症状明显好转或痊愈

此外,还应与潜水时的噪声性听力损失、气压伤所致的圆窗破裂相鉴别。沉箱和头盔内通风或压缩气体产生的噪声高达 $100\sim120dB$,可单独造成噪声性内耳损伤,而无减压病其他症状。

七、治疗

内耳减压病的处理应在全身性治疗的同时尽早进行,主要是改善内耳的微循环、增加供氧量、加快内耳内气泡的溶解和排出,促进内耳器官结构和功能的恢复。

1. 加压舱治疗

应及早进行,最好不超过伤后 60min,一次成功。加压治疗分为加压—停留—减压 3 个阶段,每个阶段的压力程度和时间应根据致病的环境气压、病情的轻重和治疗的反应而定。治疗过程中要特别注意以下 3 个关键问题:①加压程度。加压愈高,体内气泡压得愈小,因此治疗一开始就应以最快的速度升高气压(如患者有明显不适时则应暂停并缓慢加压)。对内耳减压病加压的深度以眼震消失、症状缓解为最适宜,一般要大于症状出现深度30m。如内耳减压病发生在气体转换之后,加压治疗要用气体转换前使用的惰性气体。②停留时间。应在高气压下停留足够的时间,以便气泡能充分溶解于体液中,并经血流至肺部排出。③减压速度。加压治疗后的减压时间比高气压下作业后的安全减压时间长得多,因此应根据病情轻重、所加气压的高低和高气压下停留时间的长短,参照规定的治疗减压表制定减压方案。减压过程中应注意休息,并可用多普勒气泡监测仪监测大血管内的气泡变化。疑有圆窗破裂者采用加压疗法时应慎重。

2. 吸氧

可增加组织的氧分压,促进氮气的排出。

3. 输液

出现低血容量休克者,应尽早输液,可予右旋糖酐-40(低分子右旋糖酐)、羟乙基淀粉(706

代血浆)等以改善微循环。

4. 乙醇疗法

发病后可迅速口服 40%~50%的乙醇 100~150mL,以促进氮气的溶解,并有加快血流的作用。

5. 抗凝治疗

阿司匹林类药物口服可防止血管内凝血。

6. 利尿

有尿潴留者可给予渗透性利尿药或其他利尿药。

7. 激素

适当给予抗炎药物和类固醇皮质激素。

8. 营养神经血管

在加压治疗的基础上,给予扩血管药、神经营养药、细胞活性药、维生素等。

9. 对症治疗

前庭症状严重者,可对症处理,如氟桂利嗪(西比灵)5mg,每天 1 次,睡前服。

地芬尼多(眩晕停)25mg,每天 3 次;地西泮(安定)2.5mg,每天 3 次等。

八、预防

减压病预防的关键是高气压作业后的安全减压。在每一次高气压作业后都应严格按照安全规定进行减压。应避免在减压过程中,尤其在较深的减压阶段进行气体转换,如需气体转换应尽可能缓慢,气体分压尽可能小,在超过 100m 的深水作业时,要避免 50~30m 减压阶段的快速上升。对于体胖、年纪大、减压病易感者,以及劳动强度大、气温低时,应注意缩短工作时间和适当延长减压时间。对潜水员应定期检查咽鼓管功能、听力及前庭功能。对鼓膜穿孔、咽鼓管功能不良、原有内耳疾病如感音神经性聋、梅尼埃病者,应避免从事高气压作业。

第七节　迟发性膜迷路积水

膜迷路积水可分为:特发性膜迷路积水(梅尼埃病),迟发性膜迷路积水(DEH)或继发性膜迷路积水,后者发生于内耳损伤之后,数月或数年,甚至数十年才出现症状,约占膜迷路积水的 3%。Hicks 则将内淋巴积水分为 3 型:①特发性内淋巴积水,即梅尼埃病;②梅毒性内淋巴积水;③迟发性内淋巴积水。DEH 分为同侧型和对侧型两类:耳聋的同侧耳若干年后发生膜迷路积水,称为同侧型 DEH;耳聋的对侧耳若干年后发生膜迷路积水,称为对侧型 DEH。常为一耳早期先发生耳聋,数年后同侧耳或对侧耳出现膜迷路积水,表现为发作性眩晕、波动性听力减退、耳鸣、耳内闷胀感,临床症状与梅尼埃病一致,而病因及发病机制不同,故又称之为创伤性梅尼埃综合征。

一、病因与发病机制

病因不清,可能由于外伤及病毒感染。

1. 物理性创伤

(1)外伤致内耳损伤:首先波及耳蜗,听力突然减退或逐渐减退,出血进入内淋巴或耳石脱落、上皮碎屑堆积,潜在波及内淋巴囊功能及前庭水管的通畅性,多年后出现内淋巴引流及吸收功能障碍,产生膜迷路积水。由于膜迷路肿胀、前庭膜破裂与愈合,导致眩晕反复发作,耳鸣与听力下降亦可呈波动性,其病理生理机制与特发性膜迷路积水近似。

(2)外伤致骨迷路瘘管:引起正常内—外淋巴压力关系紊乱。如外淋巴漏出比补充的快,外淋巴压力下降,内淋巴压力相对增加,因而基膜向鼓阶移位。

(3)迷路膜性导管损伤:致膜性导管明显扩张和变形,但不同于特发性内淋巴积水。积水可能不是渐进性的,伤后很短时间内积水可能消退。本型症状通常于伤后很快出现。

(4)内淋巴引流系统损伤:包括颞骨骨折线通过前庭水管,致内淋巴管纤维—骨性阻断。手术损伤球囊使得内淋巴纵向流动受阻,引起膜迷路积水。本型内淋巴积水可为迟发性且通常呈持续性。

2. 声创伤

强噪声和次声可引起前庭损害,导致内淋巴积水,但本型远较物理性致创伤性膜迷路积水少见。噪声后引起迟发性眩晕及内淋巴积水,已有组织病理学证据。强噪声(如爆震)引起的早期眩晕很快会消失,若不消失,应疑及存在外淋巴瘘。

3. 病毒感染

近年人们对患有对侧延迟性膜迷路积水的颞骨进行组织病理学研究,表明聋耳的变化与病毒性迷路炎相似,而听耳的病理变化与梅尼埃病相似。

二、临床表现

1. 有头部或耳部外伤史、颞骨骨折或手术创伤史。

2. 常早期出现突发性聋,外伤至发病可为数月、数年至数十年。典型表现为发作性眩晕、波动性听力减退、耳鸣、耳内闷胀感等。

3. 眼震电图示前庭功能减退较梅尼埃病明显。

4. 纯音听阈测听呈不同程度感音神经性聋。耳蜗电图$-SP/AP$比值增大,$-SP$增加。听性脑干反应及耳声发射检查示耳蜗病变。

5. 甘油试验可阳性。

6. 颞骨CT扫描排除其他前庭周围病变及蜗后病变(听神经瘤、脑桥小脑角病变)。

Paparella、Ylikoski、Nadolet、Ernst等均提供明确外伤所致的膜迷路水肿病例而无颞骨骨折。Shuknecht报道DEH 62例,其中31例同侧型DEH主要表现为耳聋平均21.3年后出现发作性眩晕、恶心、呕吐伴同侧耳鸣,耳闭及耳胀,类似梅尼埃病发作。前庭功能检查,正常6耳,减退21耳,无反应4耳。另31耳对侧型DEH主要表现为1侧耳聋平均20.3年后,对侧耳出现发作性眩晕、恶心,伴波动性耳聋、耳鸣、耳闭,亦似梅尼埃病发作。前庭功能检查29耳,对侧耳正常11耳,减退6耳,无反应12耳;同侧耳正常7耳,减退11耳,无反应11耳。卢永德等诊治DEH 14耳,耳聋至眩晕发作相隔期平均22.6年,眩晕病程平均6.2年,前庭功能检查均有不同程度的减退,有残余前庭功能是致晕的因素。

三、诊断

外伤性迟发性膜迷路积水的诊断依据主要为头部或耳部外伤史,外伤与发病间期可为数月、数年至数十年,典型的膜迷路积水症状,-SP/AP比值增大等。应注重与创伤性外淋巴瘘相鉴别。外淋巴瘘者于外伤后很快出现症状,多表现突发性或进行性重度感音神经性聋,持久平衡障碍,而DEH则需数月至数年,表现膜迷路积水的症状。

四、治疗

外伤性迟发性膜迷路积水同侧型的治疗与梅尼埃病大致相同。

1. 非手术治疗

一般采用以调整自主神经功能、改善内耳微循环、解除膜迷路积水为主要目的的综合治疗。发作期应卧床休息,低盐饮食,少喝水。

(1)镇静药。发作期常用地西泮(安定)2.5mg,每天3次或盐酸异丙嗪25mg、茶苯海明(晕海宁)50mg等口服。

(2)抗眩晕药。发作时,根据病情选用。氟桂利嗪(西比灵)5～10mg,每天1次,睡前服。地芬尼多(眩晕停)25mg,3次/d,可抑制眩晕和呕吐。

(3)血管扩张药

右旋糖酐-40(低分子右旋糖酐)500mL,静脉滴注,可增加血容量,降低血黏稠度,改善耳蜗微循环。

银杏叶制剂金纳多注射液4～6支(每支17.5mg),静脉滴注,每天1次;或金纳多片剂40mg,每天2～3次;银杏叶提取物(达纳康)40mg,每天3次。

5%～7%碳酸氢钠50mL,缓慢静脉注射,每天1次,解除内耳小动脉痉挛,改善微循环,增加耳蜗血流量。

50%葡萄糖溶液40～60mL,每天2次,静脉注射。可增加血流量,并有脱水作用,但维持时间较短。

山莨菪碱(654-2)注射液10～20mg,肌内注射,每天1次。系抗胆碱药物,可扩张周围血管。

倍他司汀(敏使朗)6～12mg,每天3次;都可喜1片,每天2次。

中药制剂如葛根素、丹参、川芎嗪注射液等,亦有扩张血管作用,可酌情选用。

(4)糖皮质激素:基于免疫反应学说,可用地塞米松1.5mg,每天2～3次,或泼尼松5mg,每天3次。

(5)维生素类药物:维生素B_1、维生素B_6、维生素E等口服。

(6)利尿药:以氯噻酮较好,100mg,1～2d/1次,因有耳毒性,不宜久用。依他尼酸(利尿酸)及呋塞米(速尿)因有耳毒性不宜应用。

2. 手术治疗

本病手术治疗应严格掌握手术适应证,必须是经积极药物治疗和精神心理治疗无效,眩晕影响工作和生活质量者。手术治疗包括2类:①姑息性手术(保存听力),适用于有应用听力或听力波动性的持久眩晕患者,如内淋巴囊手术、化学性迷路切除术、前庭神经切除术等;②破坏性手术(不保存听力),适用于无应用听力,致残性前庭性眩晕患者,如迷路切除术。手术的选择应根据眩晕程度、听力水平、耳鸣程度、年龄、疾病种类、患者要求、设备条件、术者经验等综合考虑。

(1)内淋巴囊手术:外伤性膜迷路积水经非手术治疗眩晕不能控制,患耳有应用听力、听力呈波动性或唯一听力耳者,宜行内淋巴囊手术,以分流内淋巴,控制眩晕并保存听力。内淋巴囊手术包括内淋巴囊广泛暴露减压术、内淋巴囊切开术、内淋巴囊切开置管(片)乳突腔分流术或蛛网膜下隙分流术、内淋巴囊切开与切缘外翻术、内淋巴囊切开置单向活瓣引流术以及内淋巴囊带血管颞肌缝合术等。据文献统计,内淋巴囊手术的远期疗效为50%~80%,耳聋发生率低于5%。Thomson等(1981)设置了对照组,只做单纯乳突切开术,暴露内淋巴囊,不做减压引流,结果与做减压分流的患者疗效相同。其后Thomson(1998)又报道29例梅尼埃病双盲法行鼓膜切开置通气管术及内淋巴囊减压分流术,两组效果无差异,认为内淋巴囊手术只有安慰作用或为非特异性效应。对于因乳突、内淋巴囊发育不良而找不到内淋巴囊者,行颅后窝硬脑膜减压术亦可有效。Gianoli(1999)行内淋巴囊、乙状窦及颅后窝硬脑膜减压术37例,上起窦硬脑膜角,下至颈静脉球,后自乙状窦,前至骨迷路。随访2年,眩晕消失85%,听力稳定或提高86%。内淋巴囊手术由于手术安全,并发症少,能保存听力,术后无平衡障碍,目前全球仍在广泛施行,许多耳科医师将这种非破坏性手术作为非手术治疗失败后的首选手术。

(2)化学性迷路切除术:是局部或全身应用氨基糖苷类抗生素选择性破坏前庭感受器,达到消除眩晕的目的,为一种姑息性手术。迟发性膜迷路积水、外伤所致的周围性致残性眩晕、良性阵发性位置性眩晕经保守治疗无效,患耳有应用听力者,可进行化学性迷路切除术,其眩晕控制较可靠,听力可部分保存或下降,手术操作较容易。化学性迷路切除术包括微量链霉素外半规管灌注术、微量庆大霉素或透明质酸-链霉素圆窗膜灌注术。具体操作方法、适应证、禁忌证、并发症见本书第五章梅尼埃病。

第八节　颈外伤性眩晕

颈外伤性眩晕在临床上常见。近几年的临床研究发现绝大部分颅脑外伤患者同时伴有不同程度的颈部损伤,颅颈兼治能取得更满意的治疗效果。常见的有颈挥鞭伤,多发生于交通事故中,见于急刹车或猛烈屈颈后,继之过度反弹等;车祸致寰枢关节脱位,数年后仍可出现眩晕;长期反复举重,使颈椎错位、骨质增生;足着地的坠落伤(脊柱冲击伤);猛烈牵拉手臂;颈椎推拿手法不当;颈过度扭转,长期伏案工作,姿势不良等。出现包括眩晕、耳鸣、听力下降及颈部疼痛等一组综合征。

一、病因
由于绝大部分颅脑外伤同时合并颈部创伤(头颈外伤),认为除了颈部伤外,脑、脑干、脑神经、颈神经根或内耳创伤所致病变亦是眩晕的病因。

二、发病机制
颈部的上端承托重量大、活动频繁的头颅,下端连接处于相对固定的胸部及躯干。位于中间的颈部较纤细,活动范围大、负重大,几乎所有的颅脑外伤均可引发颈部快速的过度活动、挥鞭样摆动或旋转,或者受到突发暴力的冲击与震动,从而导致颈椎、颈部相关韧带、颈肌、颈部血管、血管内膜及相应的颈神经受损伤。寰枢关节的结构及力学特点使其容易在外力作用下产生旋转和侧方位移,导致寰枢关节紊乱、半脱位甚至骨折。颈椎尤其寰枢关节与椎动脉、颈部神经等解剖关系密切。颈部损伤时,一方面可能直接损伤椎动脉及颈部交感神经,另一方面可由于颈椎错位、不稳或局部外伤性炎症而使椎动脉、交感神经受到压迫、牵拉、刺激,造成椎-基底动脉供血不足、交感神经功能紊乱从而出现类似颈源性眩晕的系列症状。颈肌、颈部韧带等软组织损伤本身既可产生局部症状、加剧颈椎不稳,也可造成颈部本体感觉传入紊乱,由伤害感受器传入异常冲动,到达前庭神经下核,诱发前庭症状。这些因素互相交错,互相影响,甚至可形成恶性循环。

三、临床表现

1. 有明确外伤史

在颅脑外伤,尤其轻中度颅脑外伤患者中可伴有头痛、头晕、记忆力减退、失眠、头颈部不适及心理情绪方面的改变,即脑外伤后综合征(PTS)。

2. 眩晕

颈外伤发生眩晕者占 86%(王彰田,1979)。可表现为各种形式的眩晕,但多为颈部运动时发生短暂晃动、站立不稳、浮沉感等,亦可发生历时较长的旋转性眩晕,伴恶心、呕吐、耳聋、耳鸣等症状。有时表现为变位性眩晕,多于起卧时发生。

3. 头面颈部症状

头面颈部感觉异常、颈部疼痛、颈僵硬感,甚至颈活动受限,耳痛,咽异物感或咽痛。颈源性头痛多表现为单侧偏头痛、后头痛或项枕部痛、颈后痛,疼痛为钝性,深在,以额颞部为重;间歇性发作,每次数小时至数天,后期可持续发作。

4. 颈部检查

可见颈棘突偏歪征,于枕外隆凸外下方、棘旁、棘突间、颈肌、肩胛上肌群或横突等处可能有压痛,颈肌较紧张或两侧紧张度不对称、颈活动不同程度受限。

5. 旋(转)颈试验

阳性。可能诱发眩晕及眼震。主观眩晕感在保持头固定不动做旋转运动时最为明显。

6. 颈部 X 线摄片或 CT 扫描

应常规行颈椎 X 线检查,包括正、侧位及张口位。X 线片可发现有寰枢关节半脱位、小关节紊乱、生理曲度变直或过度前凸、棘突偏歪、增生性改变、椎间隙狭窄等。必要时行 CT、SCT 或 MRI 检查。

7. 经颅多普勒超声(TCD)

TCD 是检查颈源性眩晕及其他椎-基底动脉供血不足的较有效、安全、简便的方法,测椎动脉血流总量与颈外动脉血流总量的比值(QVA/QECA),当其小于 0.35 时可判断椎动脉供血不足。

8. 前庭功能检查

部分患者眼震电图出现变位性眼震、半规管功能减退。前庭诱发肌源性电位可呈现低振幅或引不出。平台姿势描记可发现平衡功能异常。

9. 纯音听阈测试

可有感音神经性聋,多有重振现象。

四、治疗

1. 早期处理

颅脑外伤合并颈部损伤在受伤早期,X线片发现有寰枢关节半脱位、小关节紊乱、椎间隙狭窄等改变时,应予颈部固定,行枕颌带牵引或颅骨牵引。早期配合药物治疗,减轻炎症水肿、镇痛、保护脑血供及对症治疗。

2. 药物治疗

多选用改善脑供血、调节脑细胞代谢、抗凝、降血黏度、调节自主神经等药物。必要时使用前庭抑制药、抗眩晕药,如地西泮(安定)、地芬尼多(眩晕停)、异丙嗪(非那根)、氟桂利嗪(西比灵)等。

3. 颈部理疗

选择超声波治疗、电脑中频治疗、电兴奋治疗等。

4. 颈部功能锻炼

主要针对颈椎活动度、颈肌肌力的锻炼及颈椎序列与生理弯曲度的调整,行颈肩部医疗体操。

5. 前庭习服治疗

进行前庭康复训练,以促进中枢神经系统的代偿。

6. 其他治疗

颈椎病变者,应请专科医师诊治。手法复位及手法治疗应在颅脑外伤病情稳定后进行,须由有经验的医师进行。颈椎损伤的手术治疗包括开放复位、减压、植骨融合及内固定术。椎动脉周围的交感神经剥离术、颈部软组织小针刀松解术等对颈源性眩晕也有一定的治疗作用。

第九节 挥鞭伤性眩晕

挥鞭伤是交通事故伤中一种特殊类型损伤。早在1928年Crowe就提出挥鞭伤这一术语,描述类似鞭打样的外力作用于颈椎和躯干上部时,突然产生的加速和减速力对两者的影响。1995年,挥鞭伤研究会对其重新进行定义:在车祸和其他事故中,颈椎受到来自后方或侧向的冲击力,所产生的突然加速和减速运动作用于颈部,这种能量转化可引起颈部急剧过度屈曲或伸展活动,导致颈部的骨及各种软组织的损伤,即挥鞭伤,从而产生一系列的临床症状。由于车辆和交通事故的增加而致发病增多,以致挥鞭伤几乎引用到机动车辆事故受累的每个乘者。

一、病因及发病机制

最常见的原因是发生予交通事故,车辆追尾式相撞,但其他类型的撞击,如前面、后面或侧面撞击也能引起。挥鞭伤发病机制是以上段颈椎（$C_1 \sim C_4$）为鞭条，下段颈椎（$C_5 \sim C_7$）为鞭把，在车辆行驶中相撞或急刹车状态下，由于躯体加速或减速过猛，使上段颈椎随头部及车辆的惯性作用而以 C_5 为交界点呈挥鞭样运动，造成颈椎的过度屈伸，或过屈，或过伸，此时强大的应力集中于 C_4、C_5 连接处的脊柱及相关肌肉、韧带等组织，由于相关的肌肉、韧带无法抗御骤然形成的暴力而引起下颈段的异常运动，产生 S 形曲度。这种损伤有时还可累及脊髓和脑干。常态下，挥鞭伤以无明显外伤条件下出现颈椎及周围相关韧带的损伤为特征，因此，病理变化也主要表现在颈椎及其相关组织。

二、致晕机制

颈部损伤引起眩晕有几种假说：①神经血管假说：椎动脉受压、狭窄并且刺激交感神经系统；②神经肌肉假说：颈部本体觉紊乱；③中枢神经系统功能失调；④外周迷路损害致良性阵发性体位性眩晕（BPPV）或前庭反应过度；⑤过度换气。目前认为挥鞭伤是导致眩晕的可能原因。

三、临床表现

除头颈部外伤症状外，眩晕、头晕和平衡失调占 25%～50%。可有位置性眩晕、恶心，但很少伴呕吐。头痛及颈痛、颈僵硬、活动受限也常见，有的伴肩痛、臂痛。通常听力正常，少数患者可有耳鸣。有一例 60 岁妇女在背部被猛烈撞击发生挥鞭样损伤后，出现听力下降、耳鸣及眩晕，经鼓室探查发现系镫骨脱位进入前庭所致。个别在挥鞭伤后出现颞下颌关节功能紊乱而致耳鸣及眩晕。此外，可有伴吞咽不适和声音改变。由于遗留慢性颈痛、头晕、失眠等症状，加上疗效不佳及未恢复工作的压力，有的患者可出现焦虑、抑郁等精神心理障碍。

神经耳科学检查包括眼震电图、前庭诱发肌源性电位、纯音测听、听觉脑干反应、脑电图、CT 及 MRI（了解颈椎、椎间盘、脊髓、韧带及颈部各种软组织损伤情况）、MRA（了解椎-基底动脉等血供情况）等，以便做出准确和全面的诊断。

四、治疗

由于本病症状多样，影响因素多，故需要多学科配合，才能获得最佳疗效。治疗方法的选择应根据不同患者的症状和体征而定。治疗以减轻疼痛、头晕和增强肌力为主，治疗越早越好。

（1）早期应减少颈部活动，颈圈固定。然而，近年研究表明过度的休息和颈部制动可造成血流减少、局部肌肉萎缩，不利于损伤痊愈。Rosenfeld 对比了临床对此病的主动治疗和规范治疗后提出，只要伤后情况允许，96h 内即可适当锻炼。

（2）对症处理，适当用镇静镇痛药、肌肉松弛药、抗眩晕药，改善血液循环药物，一般数周或数月可恢复。

（3）对慢性疼痛者可采用射频神经切断术，使造成慢性疼痛的神经变性。治疗后 71% 患者的疼痛得到长期缓解。复发者可再次治疗。

（4）眩晕、头晕患者后期可进行前庭习服训练。

（5）配合心理治疗，对一些累及椎间盘患者，可能疗程要长，或遗有慢性颈痛症状，应与患者及其家属说明有关道理，以取得更好地配合治疗。

（6）颈椎病变严重者，应请骨科协助诊治。

参考文献

[1]田军茹,赵性泉.前庭疾病国际分类方向下眩晕疾病的临床诊疗思维及治疗原则[J].中华内科学杂志,2016,55(10):746-749.

[2]头晕诊断流程建议专家组.头晕的诊断流程建议[J],中华内科杂志,2009,48(5):435-437.

[3]吴子明,张素珍.前庭症状国际分类与解析.中华耳科学杂志,2015,13(1):187-189.

[4]姜泗长,顾瑞,王正敏,耳科学[M].2版.上海:上海科学技术出版社,2002:139-163.

[5]李学佩,神经耳科学[M].北京:北京大学医学出版社,2007:2-16.

[6]王武庆,迟放鲁,吴琍雯.正弦谐波加速旋转试验的正常参考值和临床应用[J].中华耳鼻咽喉头颈外科杂志,2010,45(1):14-18.

[7]张左华,张连山.前庭诱发的肌源性电位[J].听力学及言语疾病杂志,1999,7:126-129.

[8]周娜,吴子明,张素珍,等.不同刺激模式前庭诱发肌源性电位的反应特性[J].中华耳鼻咽喉科杂志,2004,39:483-485.

[9]吴子明,张素珍,周娜.Tullio现象与RamSayHunt综合征的前庭诱发的肌源性电位[J].中华耳科学杂志,2003,2:88-90.

[10]吴子明,周娜,张素珍,等.梅尼埃病的球囊功能[J].临床耳鼻咽喉科学杂志,2004,18:393-395.

[11]吴子明,张素珍,周娜,等.迟发性膜迷路积水的诊断[J].临床耳鼻咽喉科学杂志,2006,20:4-5.

[12]吴子明,张素珍,周娜,等.前半规管裂一例[J].中华耳科学杂志,2005,3:65-66.

[13]吴子明,张素珍,周娜,等.桥-小脑角占位病变的VEMP检查[J].中华耳鼻咽喉-头颈外科杂志,2005,40:380.

[14]姜泗长,张素珍.Meniere病[J].中华耳鼻咽喉科杂志,1992,27:116-119.

[15]张素珍,赵承军,于黎明.Meniere前庭及听功能相关性分析[J].中华耳鼻咽喉科杂志,1996,31:149-151.

[16]张毅,纪维纲,姜小兵,等.-SP/AP比值对梅尼埃病的诊断价值[J].中华耳鼻咽喉科杂志,1997,32:77.

[17]中华医学会耳鼻咽喉科学会.梅尼埃病诊断依据和疗效评估[J].中华耳鼻咽喉头颈外科杂志,2007,42(3):163.

[18]头晕诊断流程建议专家组.头晕的诊断流程建议[J].中华内科杂志,2009,48(5):435-437.

[19]印志娴.梅尼埃病诊断学研究进展[J].承德医学院,2009,26(3):303-306.

[20]孙燕,刘博,戴海江.梅尼埃病的基因学研究进展[J],国外医学耳鼻咽喉科学分册,2003,27(4):201-205.